名医が答える！

前立腺がん治療大全

東京慈恵会医科大学教授
頴川　晋　監修

講談社

はじめに

現在、日本人男性がいちばんかかりやすいがん——それが、ほかでもない前立腺がんです。国立がん研究センターがん情報サービスによれば、前立腺がんの罹患数《りかんすう》は、近年、トップの座を占め続けていると推測されています。

前立腺がんについては、「進み方がゆっくり」という話を見聞きすることも多いと思います。「だから、検診は不要。前立腺がんが見つかっても、治療しないほうがよい」などという極論も聞かれます。

しかし、本当にそうでしょうか？　もし、すべての前立腺がんが、放っておいても命にかかわらないほど進行が遅いのなら、前立腺がんで命を落とす人はいないはずです。ところが、現実には年間1万人を超える男性が、前立腺がんが原因で亡くなっています。「進行が遅いから治療は不要」などと、十把一絡《じっぱひとから》げにとらえるのは危険といわざるをえません。

長く、よい状態を保って生きていくためには、患者さん自身のがんの状態、全身の健康状態などを勘案しながら、最良の治療法を「選択」していくことが必要です。選択と申しましたが、これがなかなか難題です。前立腺がんは、治療の選択肢が非常に多いがんでもあります。「これからどうすればよいのか」と、困惑することも多いでしょう。迷いを解消するには、まずは現状を知ること、さらには、患者さん自身が「大切にしたいことはなにか」をしっかり考えてみることが必要です。

本書は、健康ライブラリー イラスト版『前立腺がん　より良い選択をするための完全ガイド』をQ＆Aの形に再編集し、新しい知見もまじえながらまとめ直したものです。どこから読んでもかまいません。気になる項目から目を通してみてください。

私が前立腺がんの治療を専門に手がけるようになってから40年ほどの間に、「根治を目指す方法」も、「上手につきあう方法」も、それぞれに進化を遂げています。本書が、あなたにとって最良の選択を導き出し、治療中、治療後の不安を解消する一助となれば、これほどうれしいことはありません。

東京慈恵会医科大学教授
頴川　晋

名医が答える！　前立腺がん　治療大全　もくじ

1 前立腺がんの特徴を知る

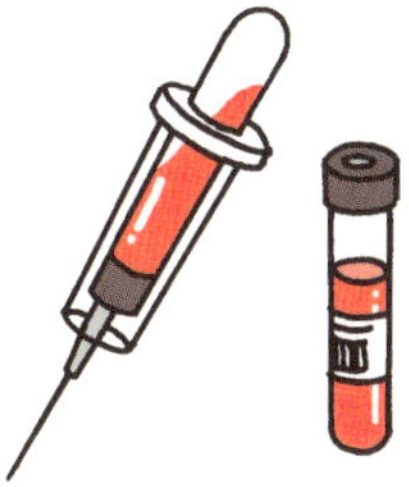

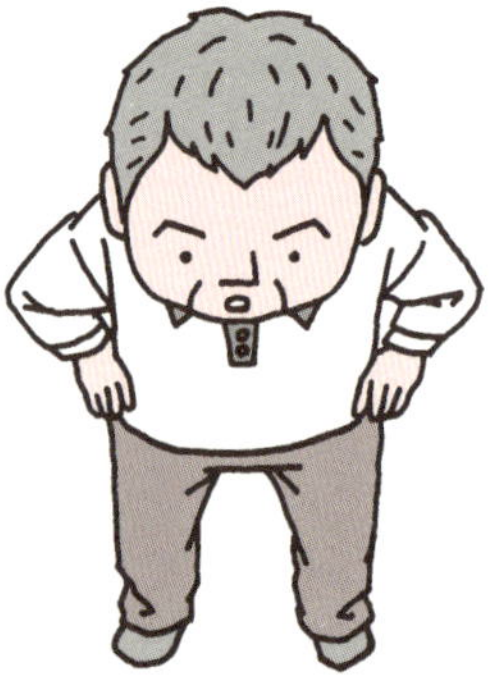

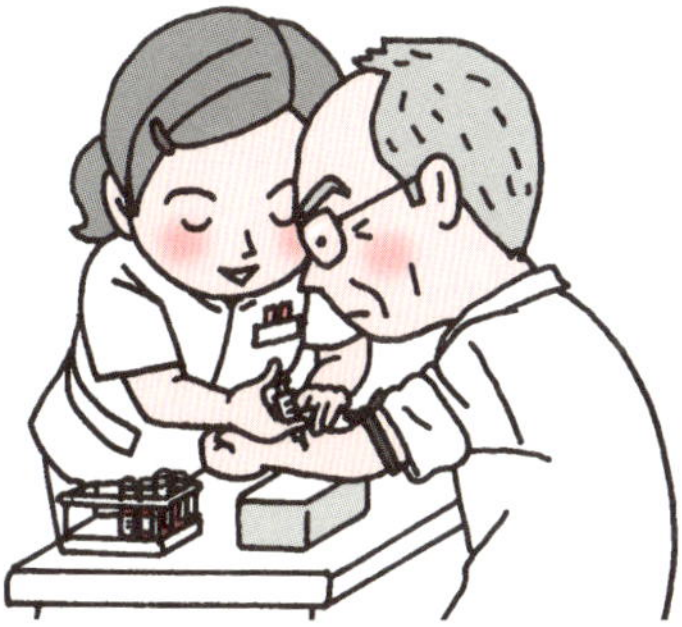

2 自分のがんの状態を知る

3 よりよい選択をするために

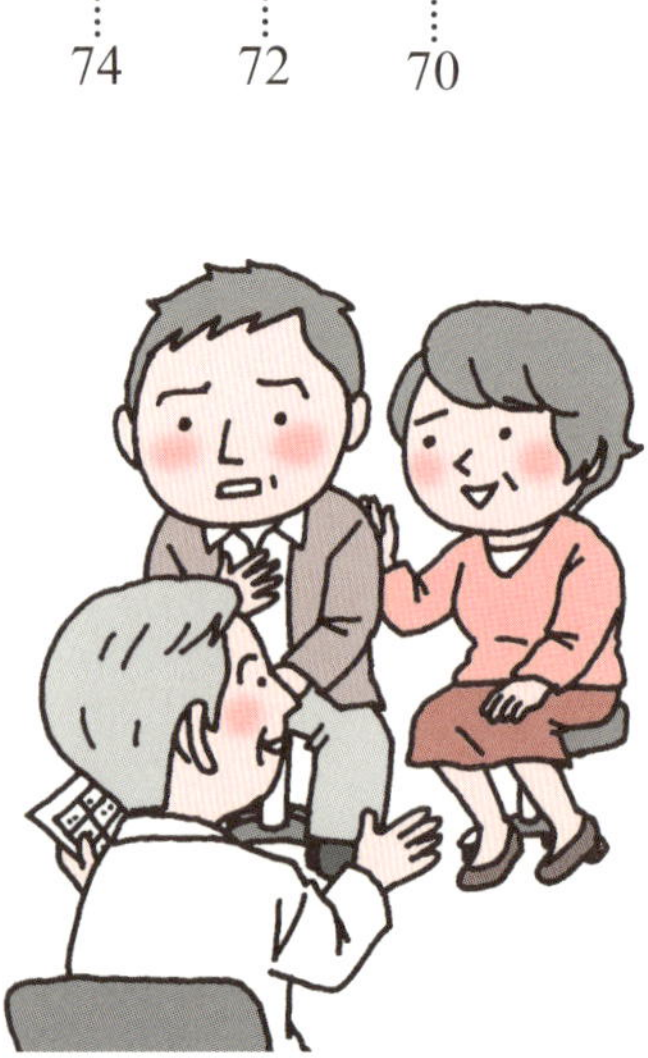

4 前立腺がん治療の実際

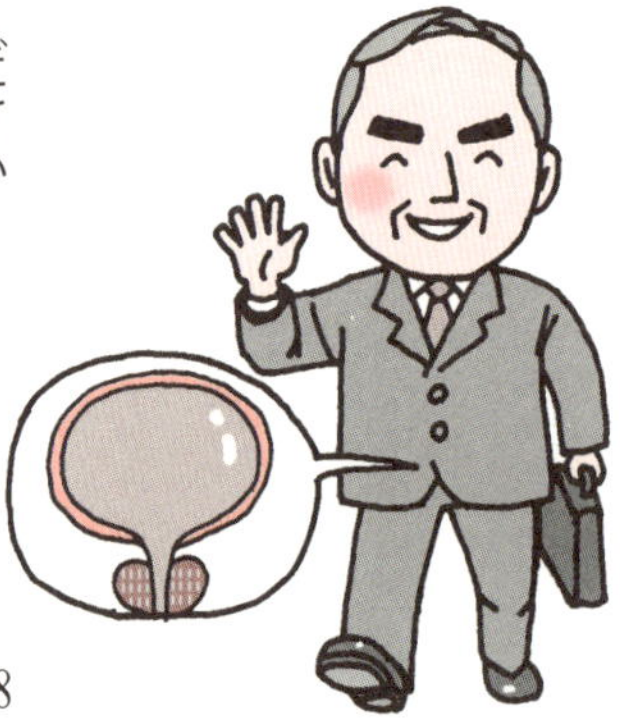

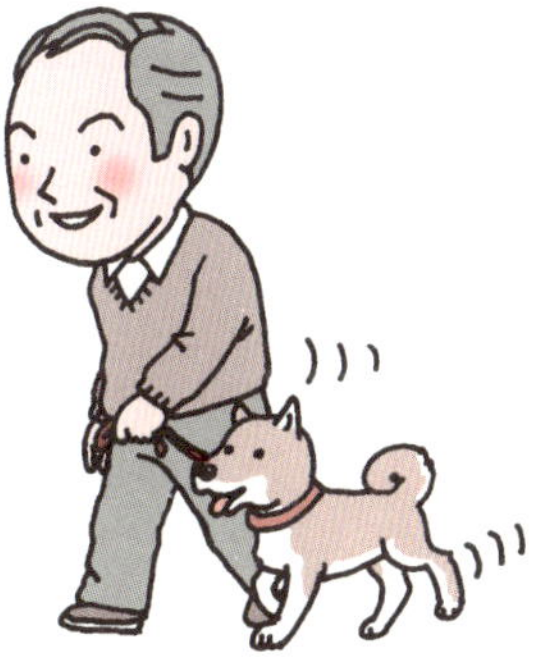

5 治療中・治療後の暮らし方

ケースで学ぼう

前立腺がんの発見から治療まで

中高年の男性に多くみられる前立腺がん。前立腺がんに対する治療は、多くの選択肢があります。さまざまな患者さんの例を参考に、「自分はどうするか」を考えていきましょう。

Aさん
50代

発見のきっかけ

人間ドックの血液検査でPSA（→Q3）の値が高いとわかりました。

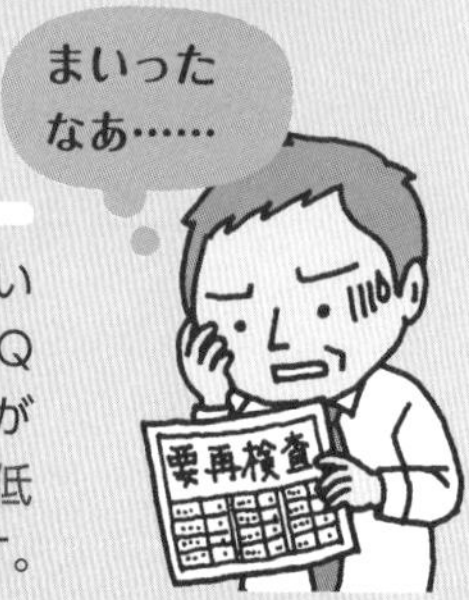
まいったなあ……
要再検査

↓

がんの状態

再検査の結果、がんの疑いがあるとのことで生検（→Q15）を受け、早期の前立腺がんと判明。悪性度は低く、低リスク（→Q21）だそうです。

↓

選んだ治療法

この段階なら完全に治せるだろうとのこと。手術か放射線療法か悩みましたが手術を選択。前立腺全摘除術（→Q36）を受けました。

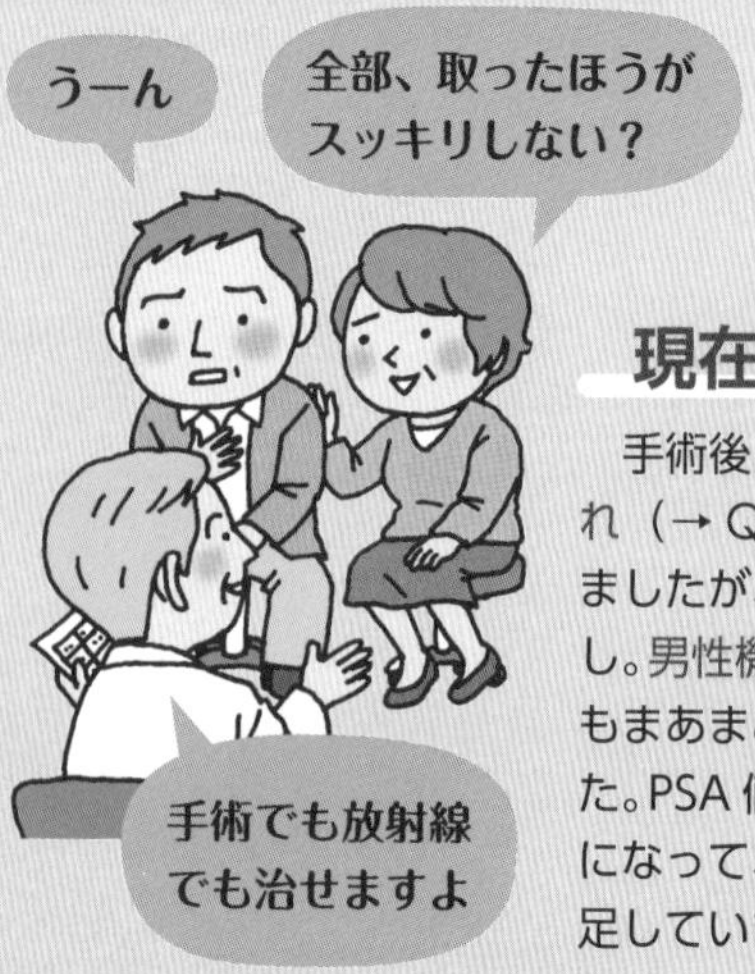
うーん
全部、取ったほうがスッキリしない？
手術でも放射線でも治せますよ

↓

現在の状態

手術後しばらく尿もれ（→Q56）がありましたが、今は問題なし。男性機能（→Q31）もまあまあ回復しました。PSA値はほぼゼロになって、おおむね満足しています。

Bさん
60代

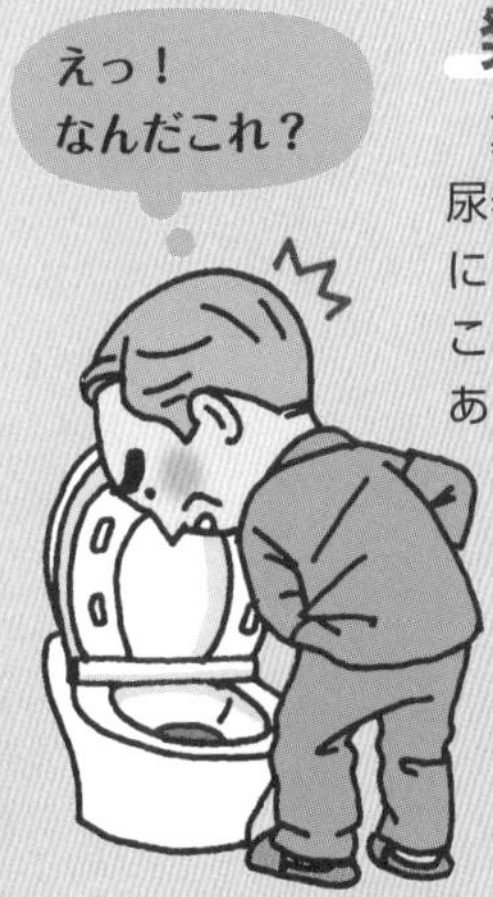
えっ！
なんだこれ？

発見のきっかけ

真っ赤な尿が出て、近くの泌尿器科クリニックを受診。膀胱《ぼうこう》にできた結石が血尿の原因とのことでしたが、PSA値に問題があることがわかりました。

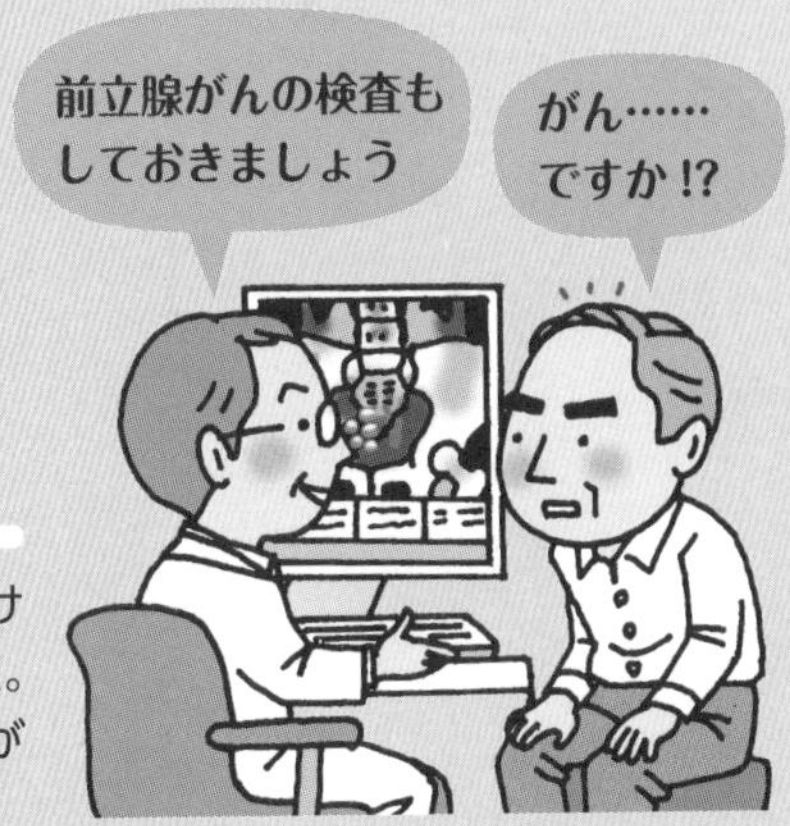
前立腺がんの検査もしておきましょう
がん……ですか!?

がんの状態

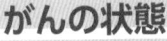

紹介先の医療機関で生検を受けたところ、がんが検出されました。中間リスク（→Q21）の前立腺がんで、転移はないそうです。

選んだ治療法

手術には少々抵抗があり、放射線療法を選択。前立腺の中に線源を埋め込んで内側から放射線を照射する小線源療法（→Q40）を開始。PSA値は徐々に下がっていきました。

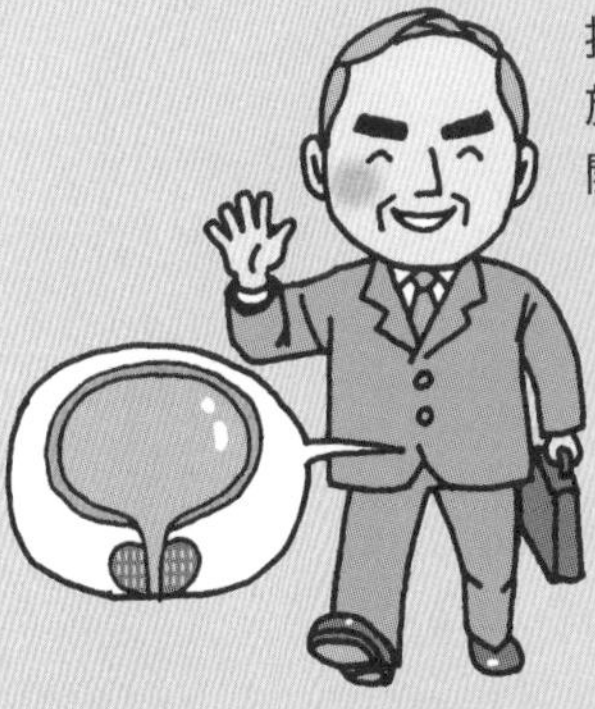

現在の状態

治療を始めてすぐは頻尿に悩まされましたが、今は回復。ただ男性機能は衰えぎみ。ED治療薬（→Q60）を使用しています。

Cさん
70代前半

発見のきっかけ

住民検診で実施している前立腺がん検診（→ Q9）を初めて受けたところ、PSA 値がかなり高いことがわかりました。

↓

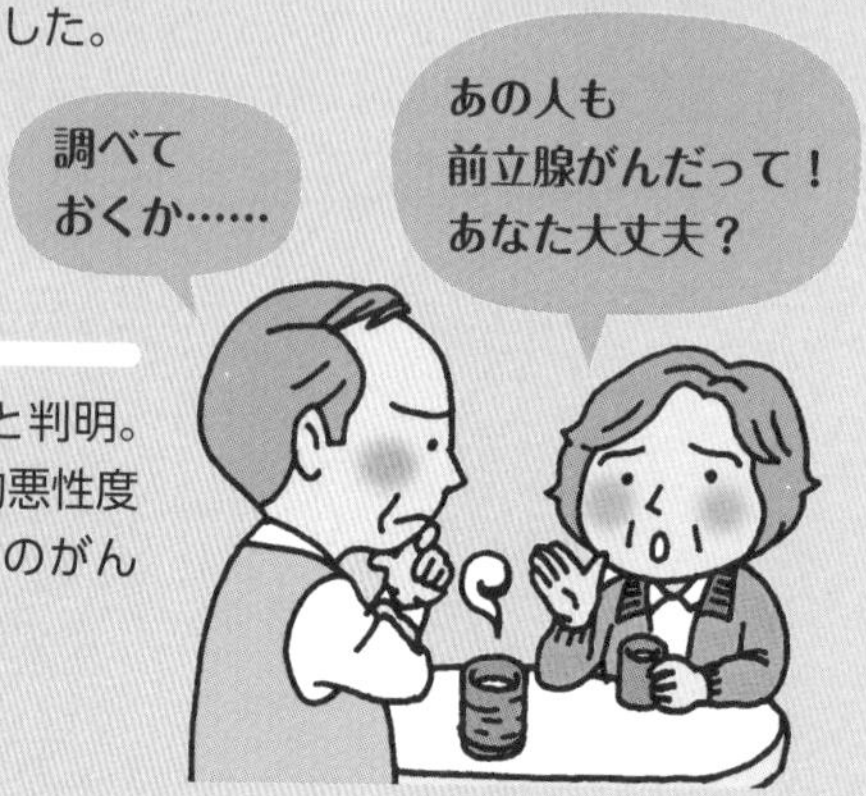

あの人も
前立腺がんだって！
あなた大丈夫？
調べて
おくか……

がんの状態

生検の結果、前立腺がんと判明。転移はありませんが、比較的悪性度が高い高リスク（→ Q21）のがんでした。

↓

選んだ治療法

前立腺肥大症（→ Q12）があり、放射線を当てるとさらに尿が出にくくなるおそれがあると聞いて放射線療法は断念。手術支援ロボットを使った腹腔鏡下手術（→ Q37）を受けることにしました。

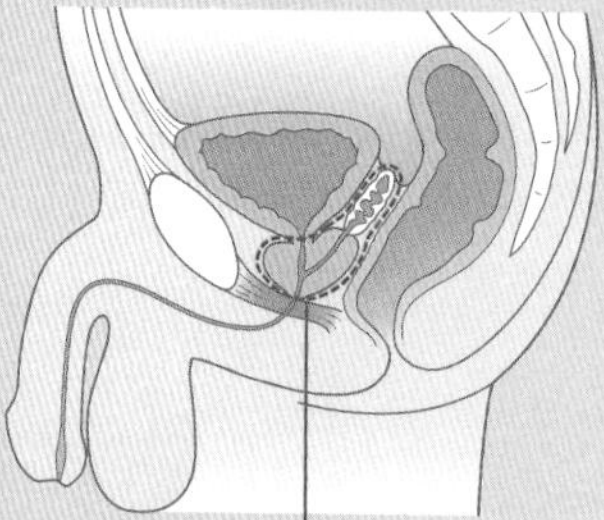

手術で切除した範囲

↓

現在の状態

手術後の尿もれは完全には治っていません。それでもせっかく手術まで受けたのですから、元気に長生きしようと思って、積極的に出歩いています。

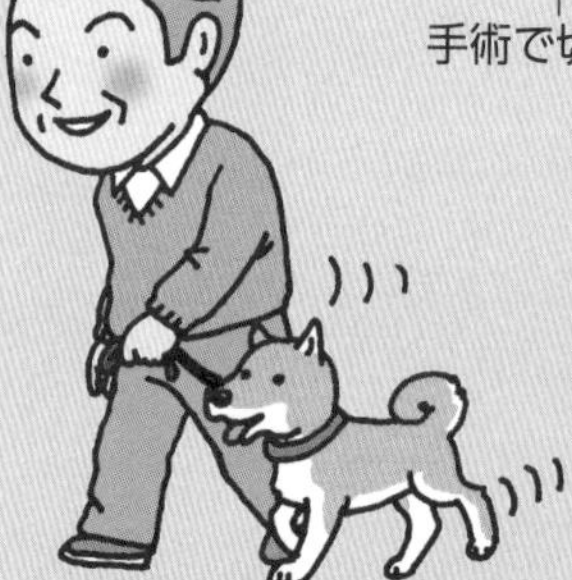

Dさん
70代後半

発見のきっかけ

過去３回ほど、前立腺がん検診を受けてきましたが、初めてPSA値が基準値を超えているとわかり､泌尿器科を受診しました。

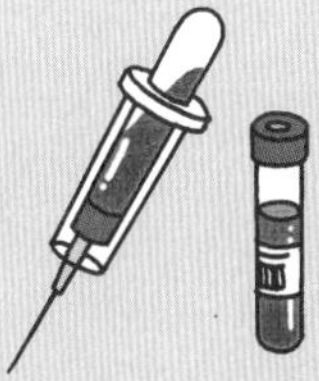

がんの状態

PSAの値はグレーゾーン（→Q13）で、がんの可能性は２～３割とのことでしたが、念のため生検を受けました。結果、がんが見つかりましたが、悪性度は低めということでした。

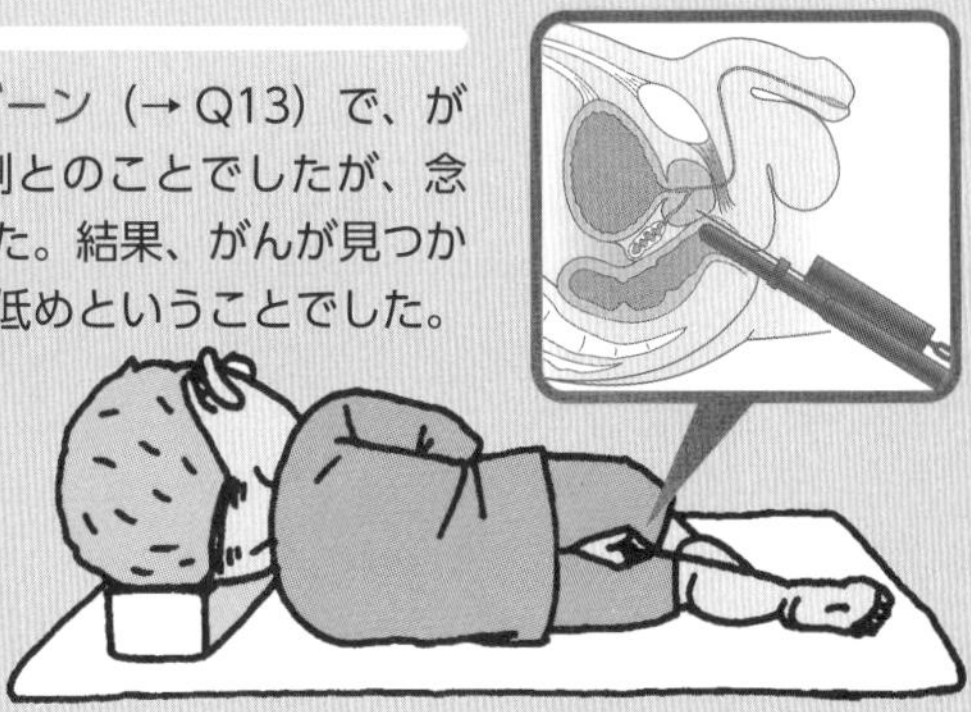

生検は、前立腺に針を刺して採取した組織を調べる検査（→Q15）

選んだ治療法

がんが比較的おとなしい性質とのことで、とりあえず監視療法（→Q34）を選択。定期的にPSA検査を受け、数値の変化をみています。

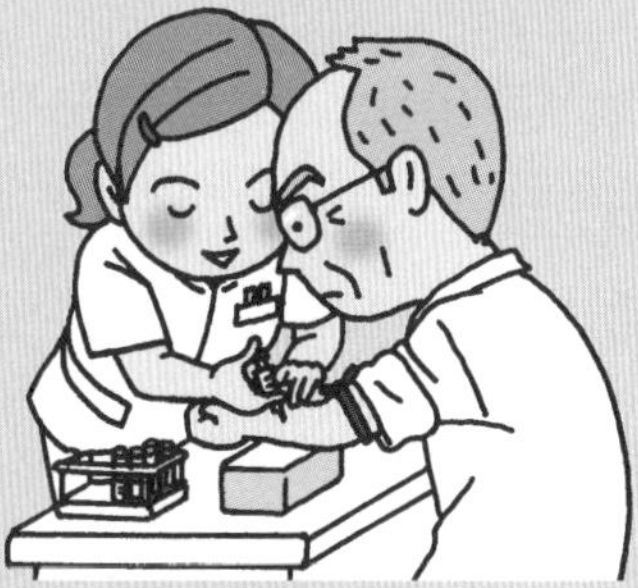

現在の状態

PSA値はあまり変化がなく、まだグレーゾーンの範囲内です。上昇するようなら思い切って積極的な治療を始めようと思っています。

Eさん
80代

発見のきっかけ

腰の痛みや足のしびれがひどくなり、整形外科を受診。画像検査で「あやしい影がある」といわれ、別の医療機関を紹介されました。

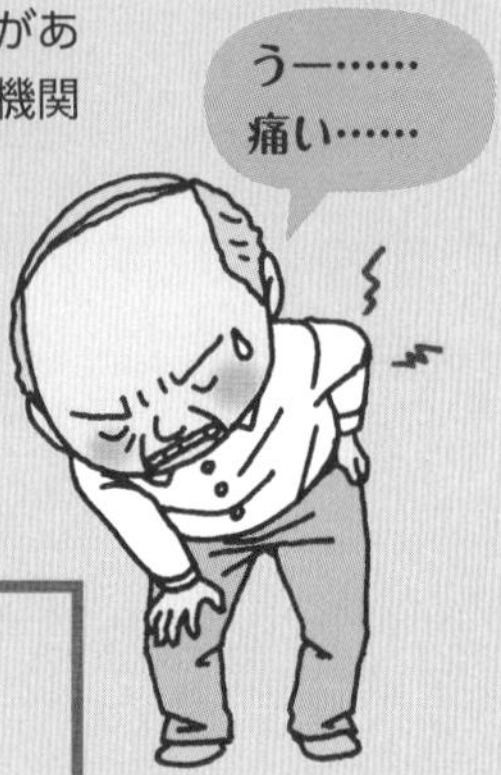
うー……
痛い……

がんの状態

いろいろ検査をした結果、前立腺がんがあり、それが腰の骨に転移（→ Q53）していることがわかりました。腰痛や足のしびれは、転移したがんによる症状だそうです。

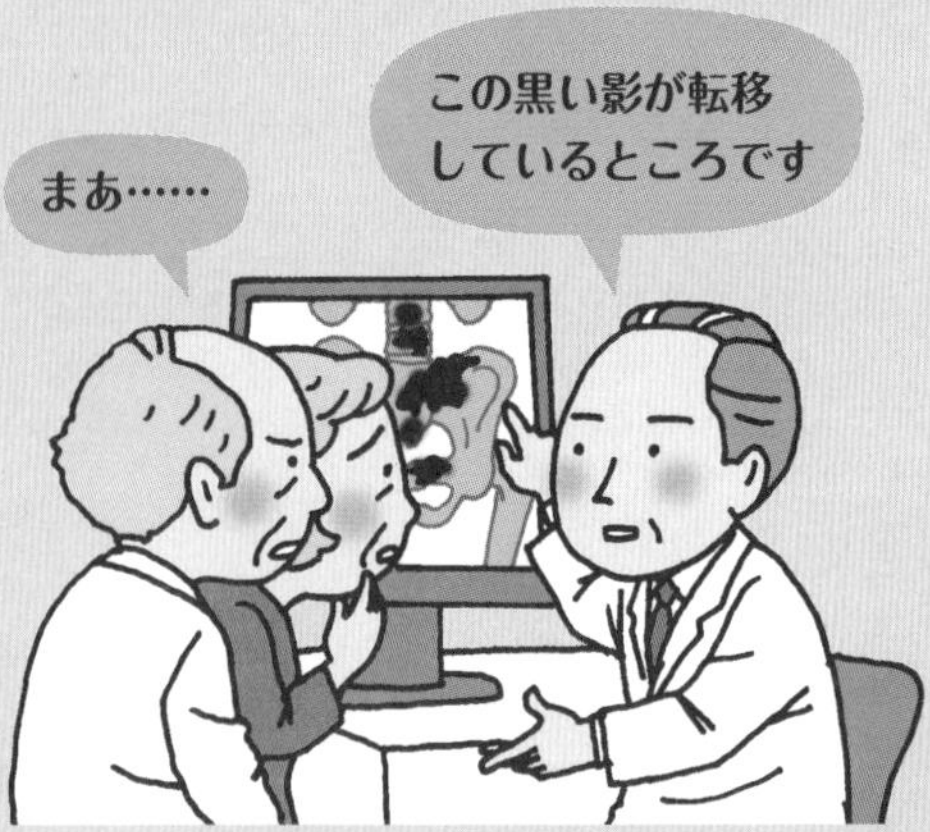
まあ……
この黒い影が転移しているところです

選んだ治療法

ホルモン療法（→ Q46）でがんの進行を防ぐことに。注射薬と飲み薬を併用しています。

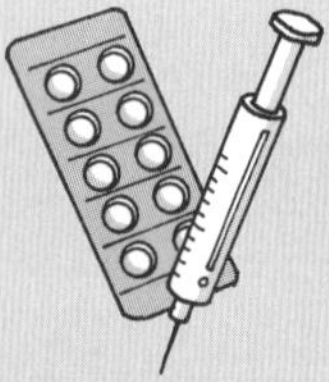

現在の状態

ホルモン療法が効き、痛みがやわらいできました。痛みが強くなっても、治療手段はあるとのことなので、「そのときはそのとき」と心配しすぎないように暮らしています。

1

前立腺がんの特徴を知る

Q1 前立腺は、どんな器官でしょうか？

前立腺がんは前立腺の組織に発生するがんですが、前立腺が正確にはどこにあり、どんな働きをしているのか、よくわからないという人も多いのではないでしょうか。

前立腺は男性のみにある器官で、膀胱《ぼうこう》の出口付近に位置します。成人男性の前立腺の大きさは通常クルミくらいで、重さは15～20g程度。生殖にかかわる器官です。

日頃、その存在が意識されることはほとんどないかもしれませんが、前立腺には3つの大切な役割があります。

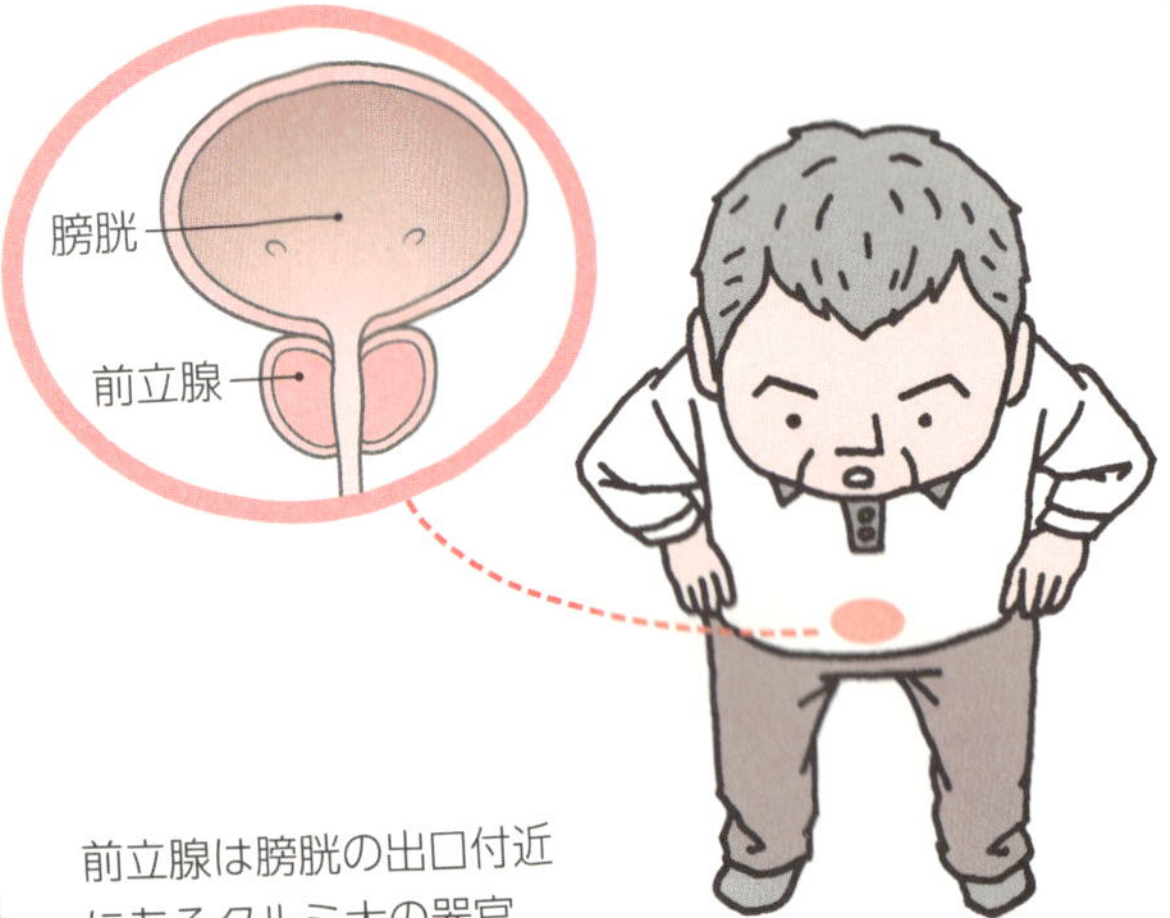

前立腺は膀胱の出口付近にあるクルミ大の器官

● **「男性性」の象徴**　前立腺は、思春期に増える男性ホルモンの影響を受けて成長し、働きだします。勃起や射精という男性ならではの現象に深くかかわっており、前立腺をはじめとする生殖器が正常に機能していることが、男性としての自信の支えになっている人も少なくありません。

● **精液の一部をつくる**　前立腺から分泌される前立腺液は、精液の約30％を占める弱アルカリ性の液体です。弱酸性の女性の生殖器内でも活動できるよう精子を守っています。

● **排尿・射精のコントロール**　尿と精液の出口はひとつですが、同時に出てくることはありません。前立腺と膀胱が接する部分にある内尿道括約筋と前立腺のすぐ下にある外尿道括約筋、そして前立腺そのものに存在する平滑筋によって、排尿と射精は巧みにコントロールされています（→Q８）。

▼前立腺とその周囲

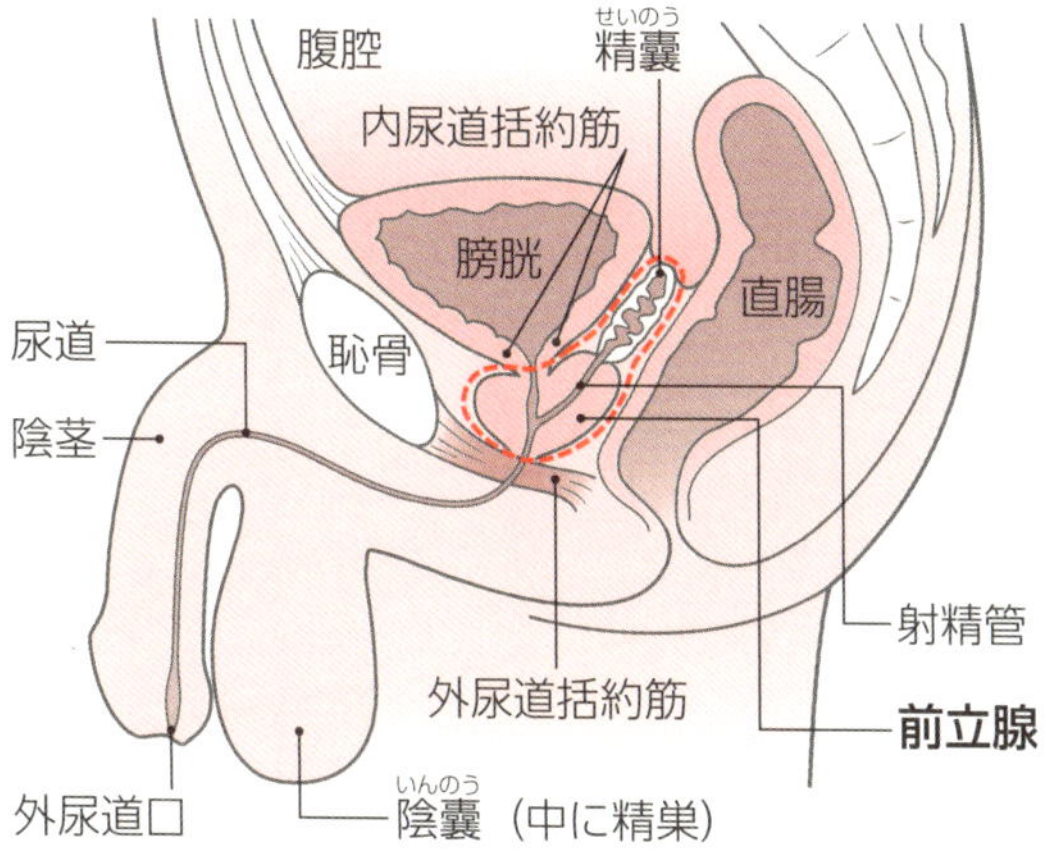

Q2
前立腺がんが増えていると聞きます。本当ですか？

本当です。過去長い間「欧米人に多く、日本人には少ない」といわれてきた前立腺がんですが、国立がん研究センターの発表によると、**前立腺がんは2015年に男性がかかるがんの第1位となり、近年その座を占め続けています。**

毎年9万人を超える男性が新たに前立腺がんと診断されており、今や日本人男性が最もかかりやすいがんとなっています。生涯罹患率《りかんりつ》、すなわち一生のうち、いつか前立腺がんにかかる確率は約10％とされていますから、男性の10人に1人くらいは前立腺がんを経験することになります。

一方、がんによる死亡数では、ここ10年、前立腺がんは男性のがんでは第6位です。つまり、前立腺がんと診断されたあとも長く生きられる人が多いといえます。

ただし、前立腺がんが進行し、そのために亡くなる人は年間1万人を超えています。決して少ない数とはいえません。

いちばん多い男性のがん

男女あわせた患者数が最も多いのは大腸がんですが、男性に限っていえば、前立腺がんが最多です。

▼男性のがん罹患数予測（2023年）

罹患数＝1年間に新たにがんと診断された人の数

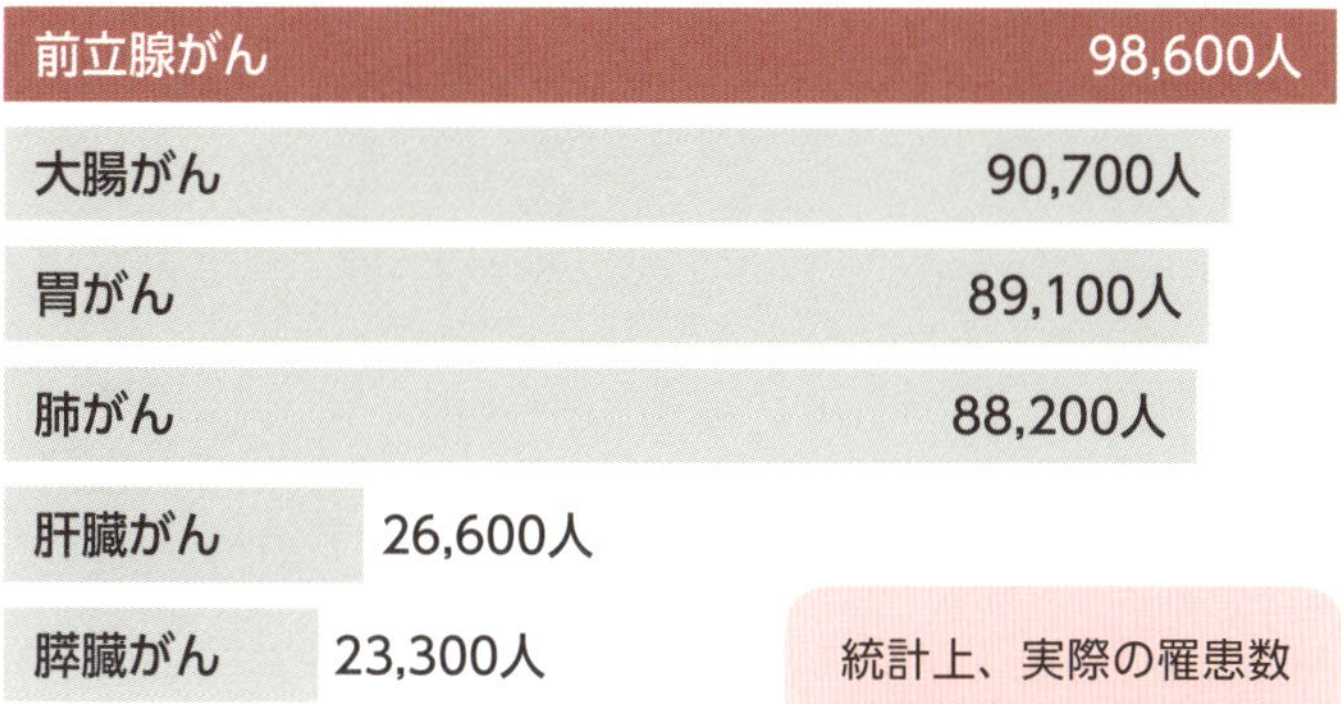

前立腺がん	98,600人
大腸がん	90,700人
胃がん	89,100人
肺がん	88,200人
肝臓がん	26,600人
膵臓がん	23,300人

統計上、実際の罹患数は現時点より4～5年前のデータが公表されるため、数学的な方法で時間的なズレを補正し、罹患数を予測している

▼男性のがんの死亡数（2022年）

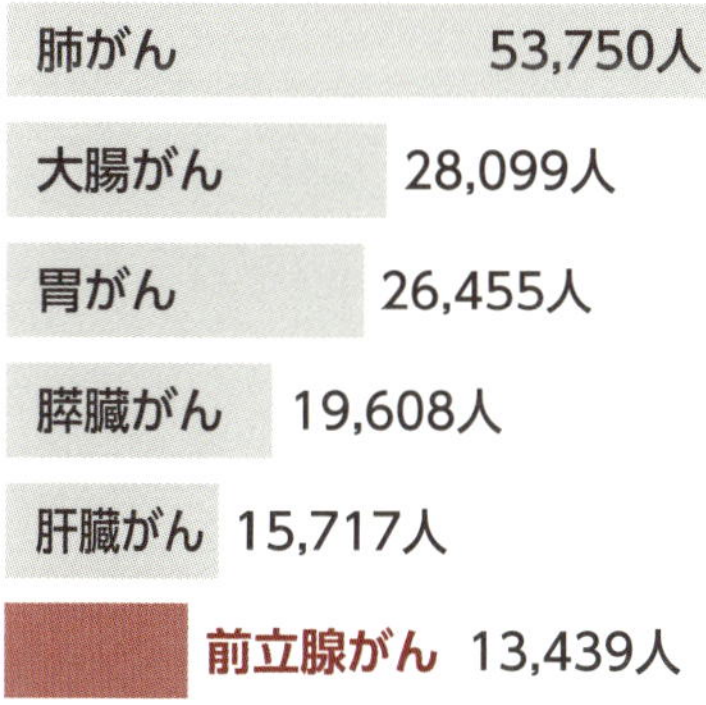

肺がん	53,750人
大腸がん	28,099人
胃がん	26,455人
膵臓がん	19,608人
肝臓がん	15,717人
前立腺がん	13,439人

（国立がん研究センターがん情報サービスによる）

がんは全般に加齢とともに発症しやすくなりますが、なかでも前立腺がんは高齢者に多いがんです。40代まではほとんどみられませんが、50歳を過ぎる頃から増え始めます。罹患数、罹患率ともに70代がいちばん多くなっていますが、80歳を超えてからがんが見つかる人も少なくありません。

一方で、およそ20年ごとの変化をみていくと、全年齢層で前立腺がんにかかる人の割合が増えています。50代、60代でも油断はできません。

▼年齢階級別前立腺がん罹患率の推移

1年間のうち、10万人当たり何人が
前立腺がんにかかるかを示したもの

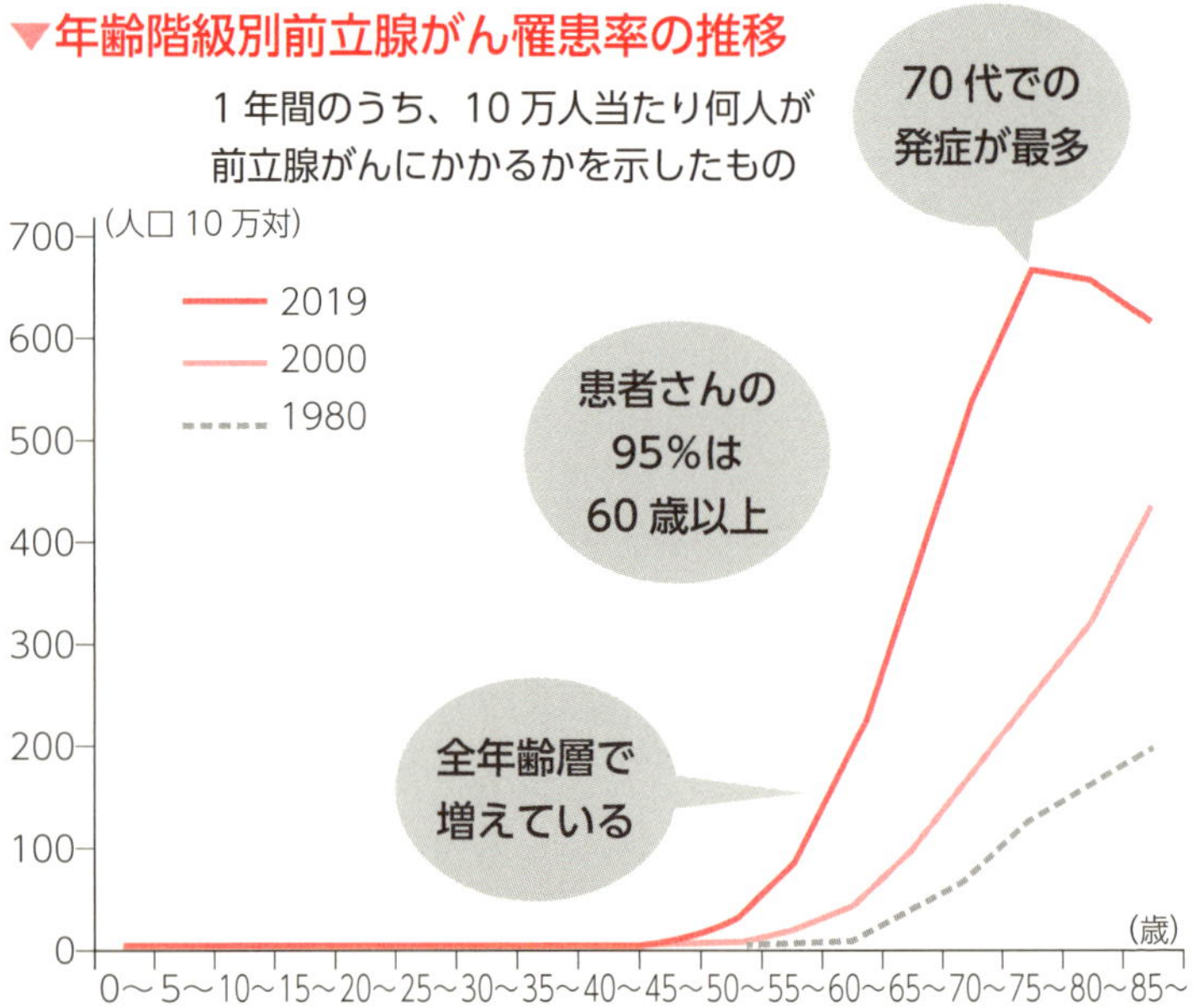

(がん研究振興財団「がんの統計 2024」による)

Q3 なぜ、前立腺がんが急増しているのでしょうか？

もとは正常だった細胞が変異してがん細胞になり、増殖し続けていく病気が「がん」です。年をとれば細胞の変異は起こりやすくなります。超高齢社会の日本で、前立腺がんが多いのは当然といえば当然です。**65歳以上の高齢者の人口が増えていること**が患者数を増加させる大きな要因になっているのは疑いようがありません。

一方で、前立腺がんにかかる人は高齢者だけでなく全年齢層を通じて増えています。近年の急増ぶりは社会の高齢化というだけでは説明がつきません。なにか、ほかにも理由があるのではないかと考えられています。

●**生活習慣の影響**　有力な原因のひとつと考えられているのは、生活習慣、とりわけ食生活の変化です。もともと前立腺がんは欧米人に多くみられるがんでしたが、今、前立腺がんにかかりやすい年齢に達している人は、若い頃から動物性脂肪の多い、いわゆる欧米型の食事をとってきた世代でもあります。生活習慣の欧米化が、前立腺がんの増加を後押ししているともいえます。

● **PSA検査の普及**

さらに大きな要因となっているのは、血液検査により前立腺がんの早期発見が可能になったという点です。

　前立腺がんの多くは、長い年月をかけてゆっくり変化が進みます。前立腺がんがあってもなにも症状がなく、自分が前立腺がんであることに気づかないまま別の原因で寿命を迎え、亡くなる人も少なくありません（→Q7）。

　自覚症状はない段階でも、前立腺に異常があると血液に含まれるPSAという物質の量が増えます。**PSAは、前立腺の細胞が分泌するタンパク質分解酵素**で、通常、血液中のPSAはごくわずかです。ほとんどは精液に含まれており、射精直後のドロッとした精液をサラサラした液体に変化させる働きをしています。

　なんらかの原因で前立腺の細胞を囲んでいる基底膜が破れると、PSAが大量にもれ出します。その量が多いと血液にもPSAがあふれ出し、血液中のPSA値が高くなります。このしくみを利用し、PSA値を調べて前立腺がんの疑いがある人を見つ

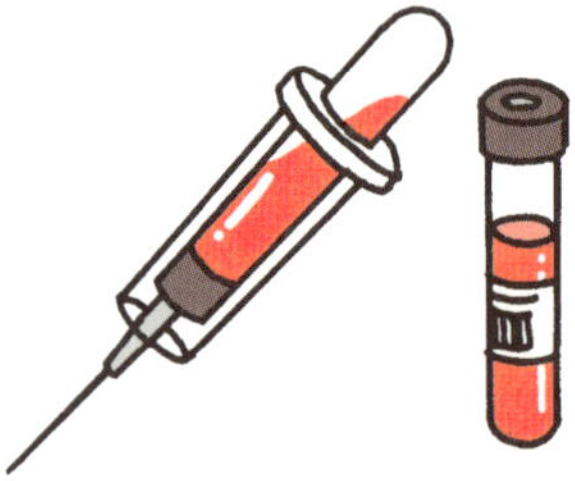

1mLの血液中に含まれるPSAの量がPSA値。単位はng/mL。ng（ナノグラム）は1億分の1g

け出す、前立腺がん検診がおこなわれるようになっています。

住民検診で前立腺がん検診を実施する自治体は、2000年には2割に満たなかったのですが、現在は約8割の自治体が希望制の前立腺がん検診を実施しています。また、泌尿器科だけでなく内科などでも、診療の一環としておこなう血液検査の項目のひとつとしてPSA値の測定を含めていることがあります。

PSA検査を受ける人が増えたことで、「見つかるがん」が増えたこと、つまり昔なら存在に気づかれることのなかったがんが見つかり、前立腺がんとして診断されるようになったことが、前立腺がん急増の要因のひとつになっているという面もあります。

▼前立腺がん罹《り》患数《かんすう》の推移

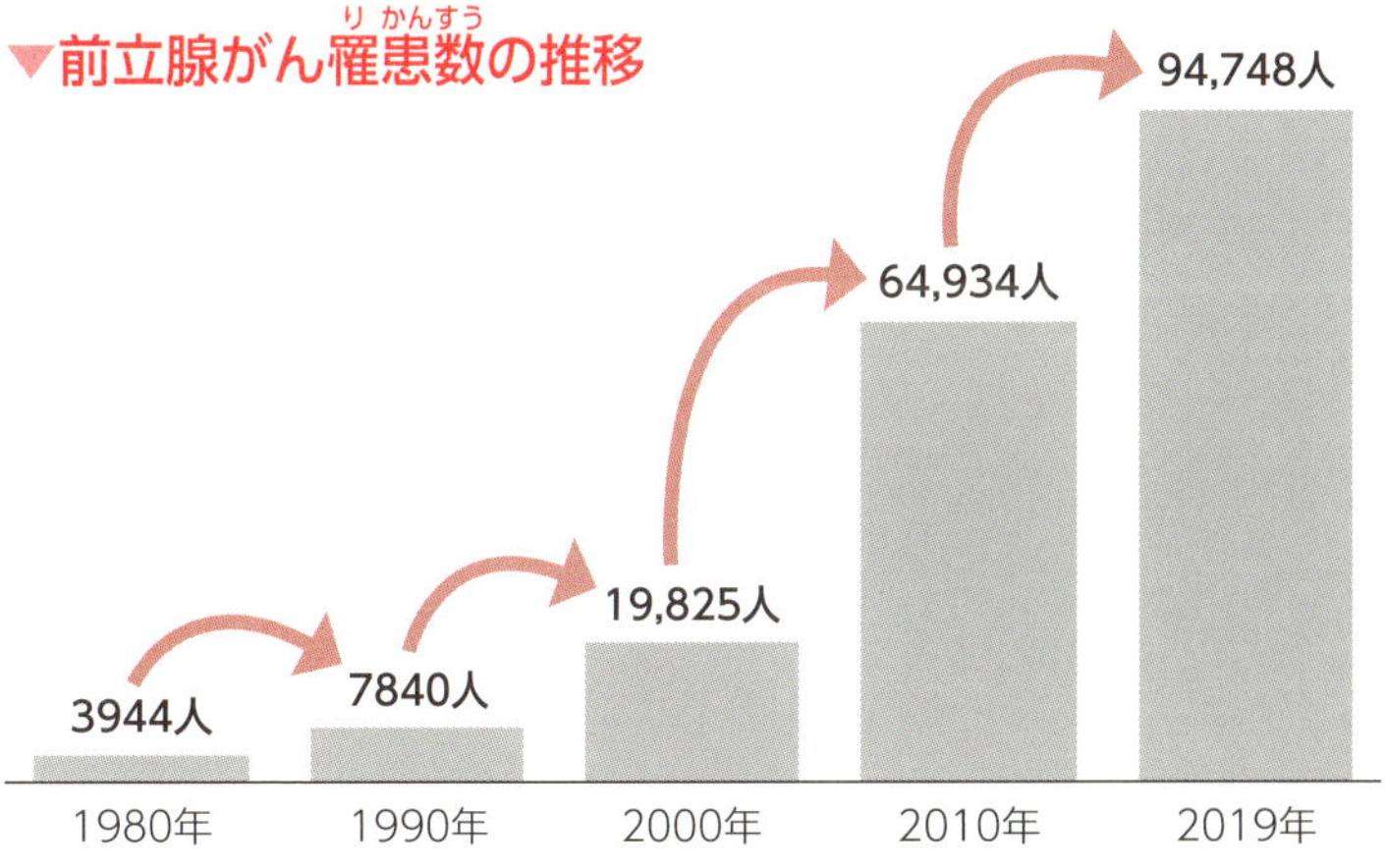

（がん研究振興財団「がんの統計 2024」による）

Q4

どんな人がなりやすいのでしょう？

前立腺がんを引き起こしやすくする危険因子として、いくつかの要因が挙げられていますが、推測の域を出ないものもあります。いずれにしろ、がんはいくつかの要因が重なって発生するものです。複数の要因をかかえもつ人ほど、前立腺がんが発症するリスクは高まると考えられますが、「これが原因」と断定はできません。

●**遺伝的な要因**　父親、兄弟など、身近な血縁者に前立腺がんになった人がひとりでもいれば、前立腺がんになる危険性は2～3倍になるとされています。

前立腺がんの発症に、遺伝子の「転移」や「変異」がかかわっていることもあります。これらは遺伝子に通常とは異なる変化があるという意味です。特定の遺伝子の変化があれば必ず発症するというものではありませんが、発症リスクが高まるおそれはあります（→Q22）。

●**食生活**　動物性脂肪たっぷりの食事が前立腺がんをまねきやすくすることは、さまざまな研究で示されています。食べすぎ、運動不足などによって起こる肥満が、悪性度の高い前立腺がんを増やすという報告もあります。

●喫煙の習慣　最近の研究では、喫煙本数が多い人や喫煙年数が長い人は、前立腺がんにかかりやすくなることが示されています。

●男性ホルモンの量については不明　前立腺が機能するために必要な男性ホルモンには、がん細胞を成長させてしまう面もあります。そのため、男性ホルモンの分泌量が多そうな、エネルギッシュな男性ほど前立腺がんにかかりやすいなどといわれることもありますが、これはあくまでも俗説です。性交渉によって病原菌やウイルスが入り込むことで、前立腺がんになるという仮説もありますが、確かなことはわかっていません。

男性ホルモンの影響で起きる変化といえば、男性型脱毛症もそのひとつです。そこで、髪の量と前立腺がんの関係を調べる研究などもおこなわれてきましたが、これもはっきりしたことはわかっていません。

髪の量より喫煙習慣のほうが問題

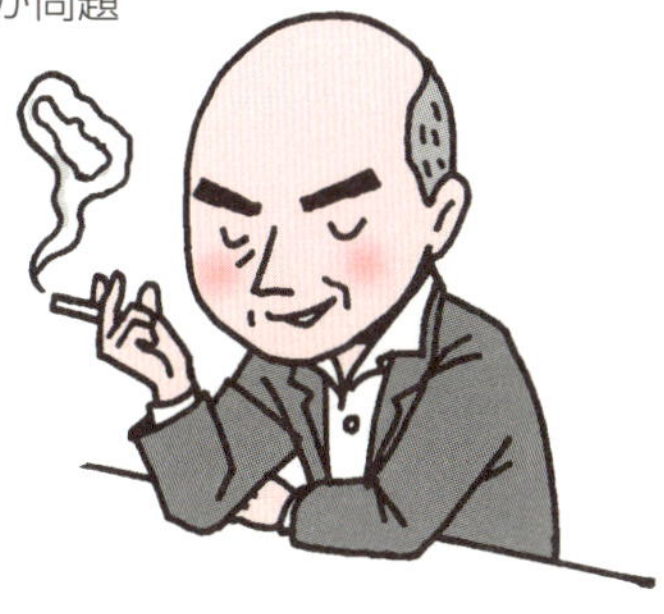

Q5

前立腺がんの予防に役立つことは？

前立腺がん予防に効果がありそうだということで、検証がおこなわれてきたサプリメントはいくつもあります。

たとえば肉や魚、植物に含まれる微量元素のセレン（セレニウム）や、ナッツ類などに多く含まれるビタミンE、大豆に含まれるイソフラボン、緑茶に含まれるカテキン、トマトに含まれるリコピンなど、「この栄養素が前立腺がんのリスクを下げる」などという話を見聞きする機会があるかもしれません。話題の栄養素をサプリメントの形で大量にとってみようか、と思う人も少なくないでしょう。

しかし、**「たしかに効果がある」と実証されたものはひとつもない**のが現状です。データ上、前立腺がんのリスクが下がったようにみえても、じつは別の病気の発生率が高まっていたなど、特定の栄養素を大量にとることの弊害も指摘されています。

前立腺がんにかぎったことではありませんが、どんな病気でも「これで予防できる！」などといった単純な予防法は存在しないのです。

がんの発症リスクを下げるには、禁煙とバランスのよい食事、適度な運動と、適正な体重の維持など、生活習慣を整えていくことが有効であるとされます。前立腺がんについても、生活習慣と発症リスクとの関連が指摘されています（→Q55）。

これまでの習慣を改めるのは、そう簡単なことではありません。地道な取り組みが必要です。栄養面でいえば、食べものでも飲みものでもサプリメントでも、なにかひとつのものを大量にとろうとすると、全体のバランスは崩れてしまいます。「簡単だからできそう」と思えることほど、落とし穴が隠れているおそれが大きいと肝に銘じておきましょう。

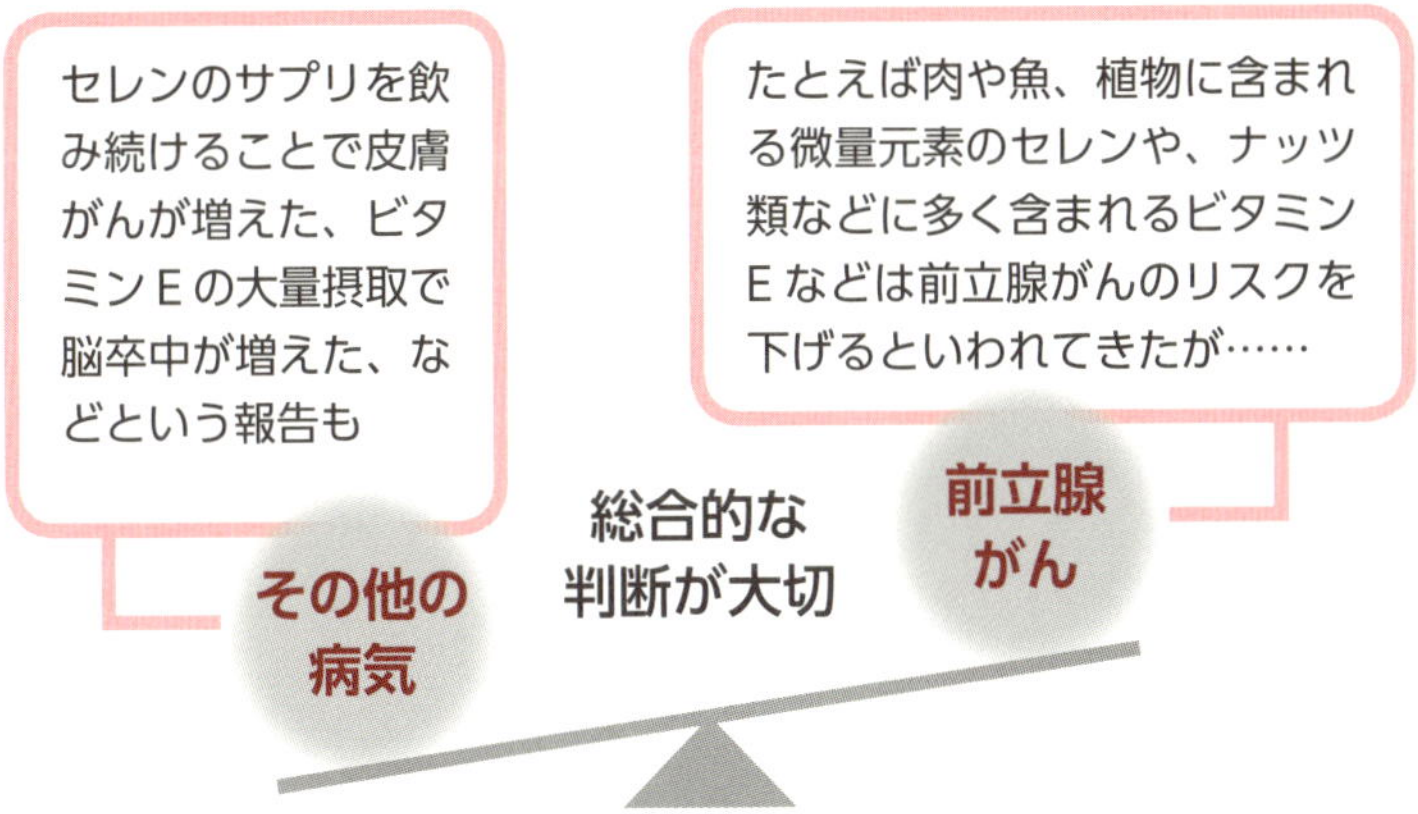
たとえば肉や魚、植物に含まれる微量元素のセレンや、ナッツ類などに多く含まれるビタミンEなどは前立腺がんのリスクを下げるといわれてきたが……
セレンのサプリを飲み続けることで皮膚がんが増えた、ビタミンEの大量摂取で脳卒中が増えた、などという報告も
前立腺がん
総合的な判断が大切
その他の病気

Q6

前立腺がんの症状は？

前立腺にできたがんが小さなうちは、ほとんど自覚症状はありません。前立腺がんで症状が現れるのは、一般的には、ある程度進行してからです。

● **初めは無症状**　前立腺の内部は、腹側にある前部線維筋性間質と、尿道や射精管を取り巻く移行域、中心域、その外側の辺縁域に分けられます。

前立腺がんの多くは、尿道や射精管に直接接することのない辺縁域に発生します。がんが小さなうちは、排尿に

▼前立腺がんができやすいところ

前立腺がんは辺縁域に発生することが多い

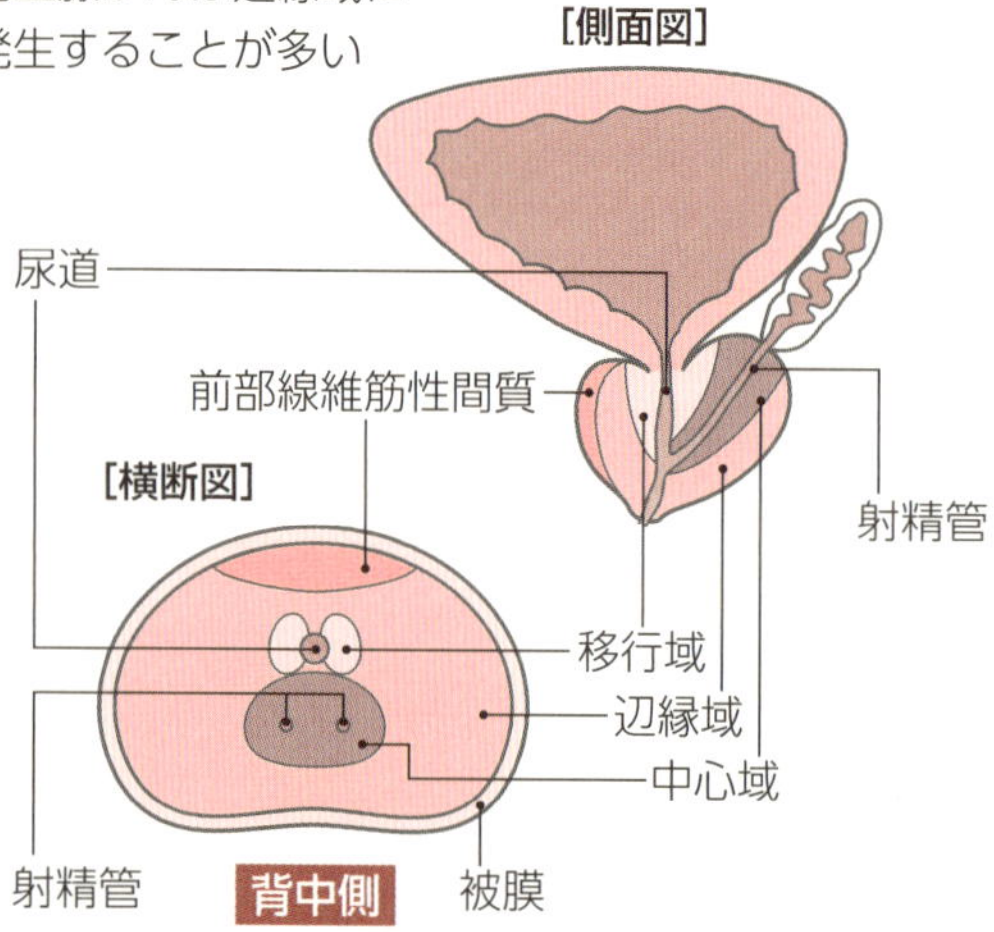

も射精にもとくに問題は起きず、自覚症状はほとんどありません。

●進行すれば排尿トラブルなど　辺縁域にできたがんでも、大きくなれば尿道や射精管を圧迫するようになります。尿道が圧迫されれば尿が出にくくなったり、頻尿になったりすることがあります。また、膀胱に広がって出血が起こり、血尿がみられたり、精液に血が混じったりすることもあります（血精液症）。

ただし、排尿トラブルは、前立腺肥大症や前立腺炎など、がん以外の原因でもしばしば生じます。前立腺肥大症では、尿道周囲の移行域が肥大していくため、尿道が圧迫されやすく、症状が出やすいのです（↓Q12）。

前立腺肥大症は、前立腺がんとはまったく関係のない良性の病気ですが、併存していることもあります。症状があるからといって、前立腺がんが進行しているとはかぎりません。

●さらに進めば骨《こつ》転移の痛みなど　極度に進行していけば、がん細胞がリンパ液や血液の流れに乗って広がり、前立腺以外のところに病巣をつくることもあります。前立腺がんが転移しやすいのは、前立腺周囲のリンパ節や、前立腺周囲の骨盤や背骨などです。骨にがんが転移すると、激しい痛みを引き起こすこともあります。

Q7

進行が遅いと聞きます。放っておいてもよいでしょうか？

「前立腺がんは進行が遅い」「おとなしいがんだから心配ない」などという話を見聞きしている人も多いでしょう。たしかに、前立腺がんのなかには進行の遅いものも多いと考えられます。

別の原因で亡くなった人を病理解剖した結果、初めて存在が明らかになったがんをラテントがんといいます。ラテント（latent）とは隠れている、見えないという意味で、剖検《ぼうけん》がんともいいます。前立腺ラテントがんは比較的若い年齢の男性にもみられ、年齢が高くなるにつれその割合が増えていくことが知られています。つまり、多くの前立腺がんは、だれにも気づかれないまま長い年月をかけてゆっくり変化が進み、一部の人は検診をきっかけに、あるいは進行の程度が高まり、症状が出るなどした結果、前立腺がんと診断されるようになると考えられています。

亡くなったあと初めてその存在がわかるような進行の遅いがんが、たまたま生前に見つかった場合、治療しなくても命に別状はありません。しかし、現実には**前立腺がんが骨やその他の臓器に転移した末に、亡くなる人もいます**。進行が遅いから、前立腺がんに対する検診や治療は不要、放置でよいとは、とてもいえません。

発見されたがんがどのように進行していくのか、おおよその見当はついても正確にわかるわけではありません。前立腺がんが見つかった場合には、命にかかわるような広がり方をする危険性が高いかどうか確かめながら、適切に対処していく必要があります。

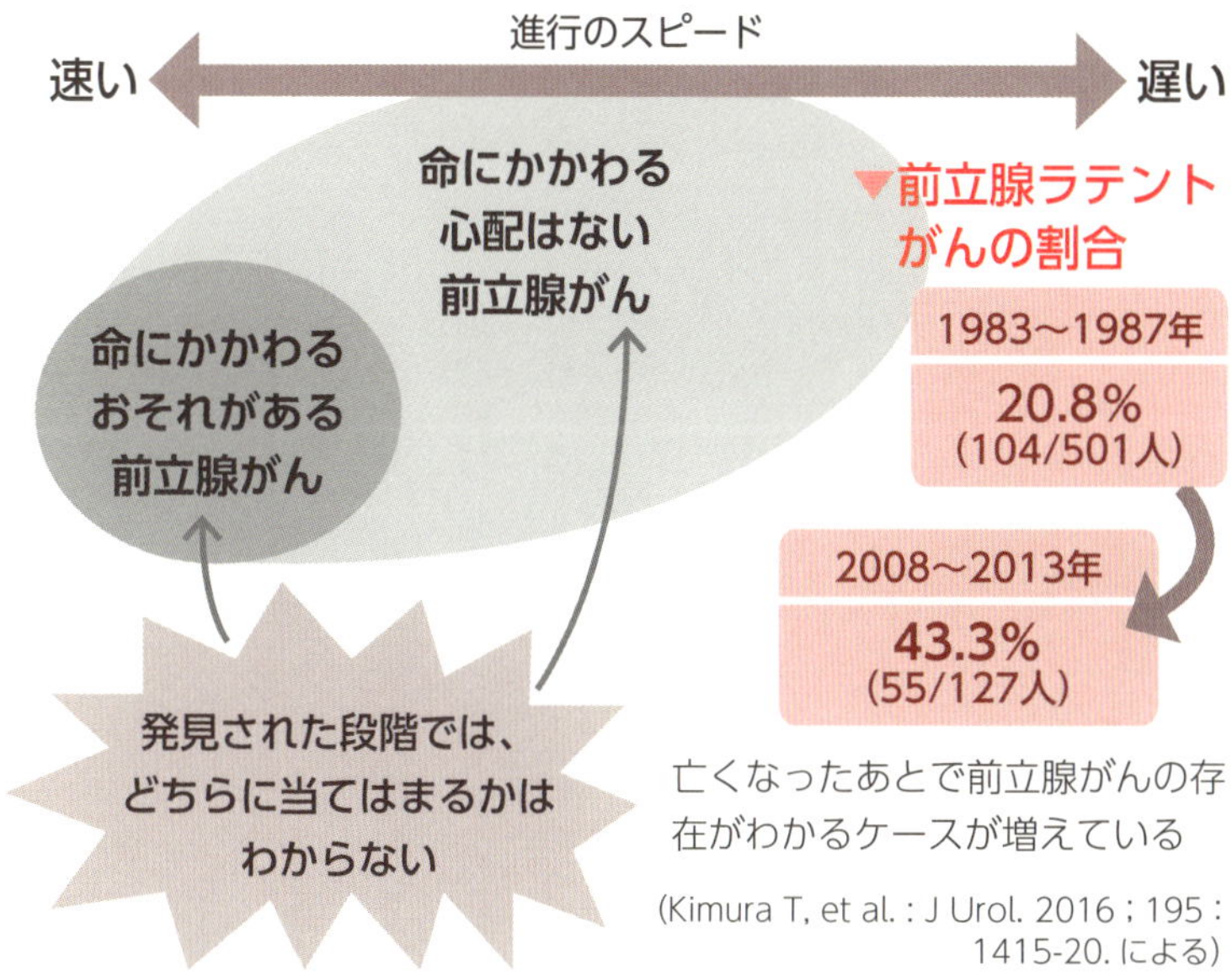

亡くなったあとで前立腺がんの存在がわかるケースが増えている

(Kimura T, et al. : J Urol. 2016 ; 195 : 1415-20. による)

Q8

前立腺が働かなくなると、どんな影響がありますか？

前立腺がんは、進行すれば前立腺の働きを阻害します。また、前立腺がんに対する治療が、前立腺の働きを損ねることもあります。前立腺が機能しなくなっても命にはかかわりませんが、排尿のコントロールや、性機能に問題が生じることはあります。

●排尿のコントロールへの影響

尿の通り道となる尿道は、前立腺の中を通っています。排尿の際、膀胱《ぼうこう》にたまった尿をもらさず、適切なタイミングで排泄するのに、前立腺は一役買っています。

排尿の前段階には、膀胱に尿をためる蓄尿という過程があります。蓄尿時には、内尿道括約筋も外尿道括約筋も、前立腺の平滑筋もすべて収縮し、膀胱から尿がもれないように尿道を締めています。尿がたまって尿意が高まると、脳からの指令で内尿道括約筋や前立腺の平滑筋が弛緩し、尿道が開きます。内尿道括約筋や前立腺の平滑筋の動きは、自分の意思でコントロールできませんが、外尿道括約筋はある程度、自分

前立腺と排尿・射精のかかわり

前立腺やその周囲の筋肉の動きは、排尿時と射精時で異なります。

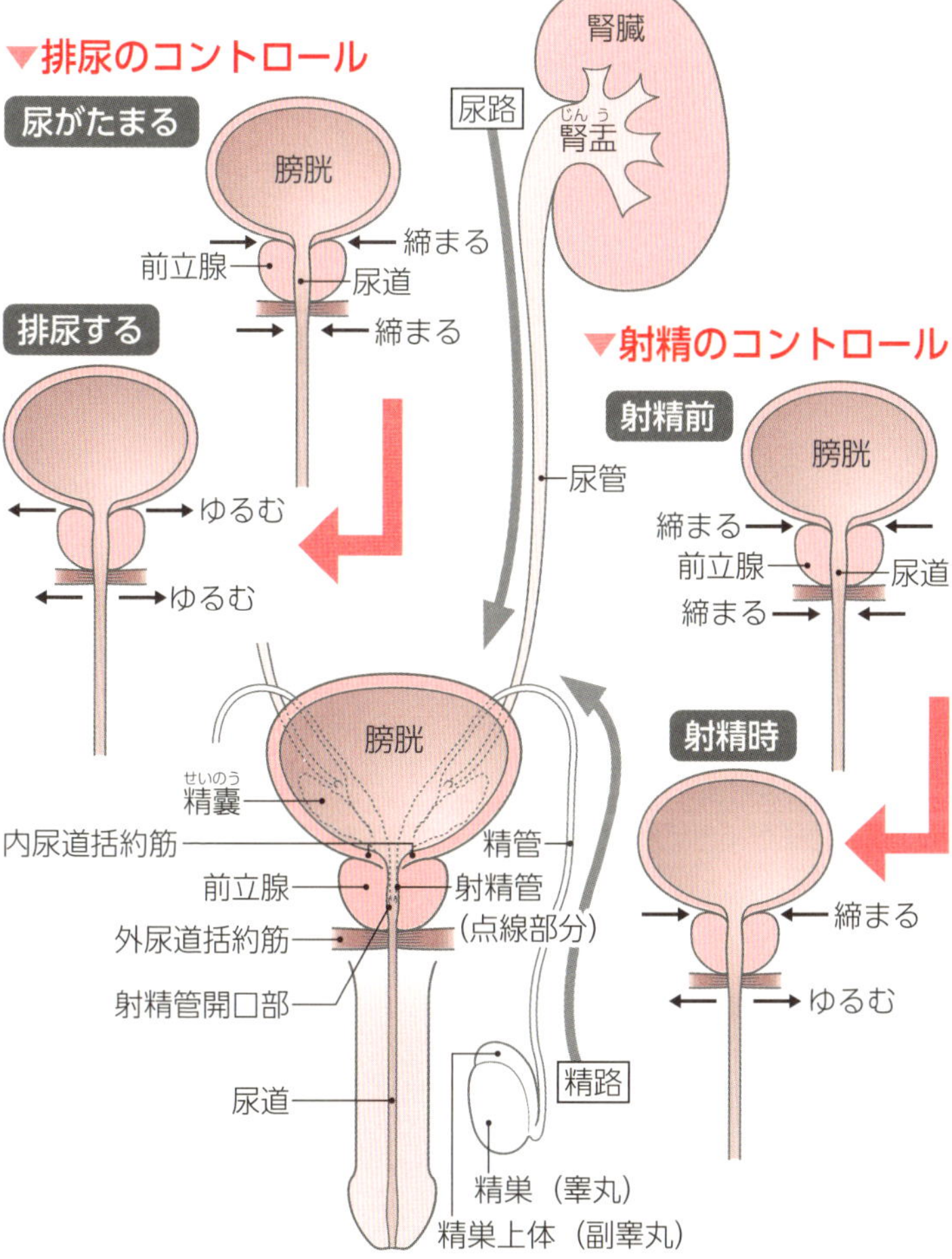

でコントロールできます。内尿道括約筋や前立腺の平滑筋がゆるんだ状態で外尿道括約筋をゆるめると、尿道がすべて開き、膀胱から尿が流れ出ます。これが排尿です。

前立腺がんの手術を受けると、尿もれが起こりやすくなりますが、大半は徐々に回復していきます（→Q56）。

● 性機能への影響　前立腺内の尿道に精液がたまり、放出される現象が射精です。精巣とつながる精管と精嚢が合流した射精管は、前立腺内で尿道と合流しています。

性的な興奮が高まると、内尿道括約筋も外尿道括約筋も収縮し、前立腺内の尿道に前立腺液がたまります。ここに精巣でつくられ精管をのぼってきた精子が、精嚢が分泌する精嚢液とともに射精管開口部から流れ込み、精液となります。さらに興奮が高まると、前立腺の平滑筋や尿道の筋肉などが収縮し、外尿道括約筋が開いて精液が放出されます。このとき内尿道括約筋は収縮したままなので、精液が膀胱に流れ込むことはありません。

前立腺の機能が完全に失われれば、射精は起こらなくなります。ただし、性機能がすべて失われるとは限りません。病状によって、あるいはどのような治療をおこなうかにより、性機能への影響は異なります（→Q31）。

Q9 前立腺がん検診を受けたほうがよいですか？

前立腺がんは、早期の段階ではこれといった症状が現れないのが普通です。しかし、症状がない段階でもPSA検査を受ければ早期発見が可能です。

現在、「前立腺がん検診」として実施されている検査方法のほとんどはPSA検査です。人間ドックをおこなう施設は9割以上、住民検診をおこなう自治体の約8割は、前立腺がん検診を実施しています。検診でおこなわれるPSA検査は、基本的には自分から希望して受けるオプションの検査ですが、排尿トラブルなどで受診すれば、診療の一環としてPSA検査がおこなわれることもあります。

血液を調べるだけで早期発見が可能なのは、血液のがん以外の固形がんでは前立腺がんだけです。直腸診や超音波検査で前立腺がんが見つかることもありますが、前立腺がんの患者さんのおよそ9割は、PSA検査が発見のきっかけになっています。

一般的には**前立腺がんが増え始める50歳以上**になったら、**排尿トラブルがある人や**

血縁者に前立腺がんの経験者がいる人は40歳を過ぎたら、定期的にPSA検査を受け、前立腺がんが疑われる変化はないか調べておくことがすすめられます。

一般にPSA値が「4」を超えると、さらに詳しい検査が必要になります（→Q14）。

検診で発見された場合と、なんらかの理由で受診したあとに発見された場合では、がんの進行度に違いがみられます。検診の普及によって前立腺がんの死亡率が低下することは、数々のデータから明確に証明されています。

それでも、前立腺がんの検診については、「わざわざ検診を受けなくても……」と考える人が少なくないようです。命にかかわらないがん（ラテントがん→Q7）を見つけ、治療してしまうことの問題も指摘されてきました。

たしかに、検診を受ければ命にかかわる心配のないがんも見つかりやすくなりますが、前立腺がんとわかったからといって、自動的にすべての患者さんに積極的な治療がすすめられるわけではありません。年齢、体調、がんの状態をみながら、適切な対応を考えていけばよいのです。不要な治療で寿命が縮むような事態は避けられます。「症状が現れてからでも遅くはないだろう」というのも、ひとつの考え方です。

どの段階で見つかってもなんらかの対応は可能です。しかし、発見が遅くなるほど治療は難しくなっていくのもまた事実です。症状が現れる前に見つけるほうが選択肢は格段に多く、それぞれの状態に合った対応を取りやすくなります。

なお、一度の検査で基準値未満だったからといって、この先ずっとがんの心配はないとはいえません。定期的にPSA検査を受けておきましょう。

▼進行度の比較

Ⓐ **転移がん**：前立腺のがんが骨やほかの臓器に転移している

Ⓑ **局所進行がん**：前立腺を覆う被膜の外にまで、がんが広がっている

Ⓒ **限局がん**：がんが前立腺内にとどまっている

Ⓓ **偶発がん**：ほかの病気の治療の際に、たまたま見つかったがん

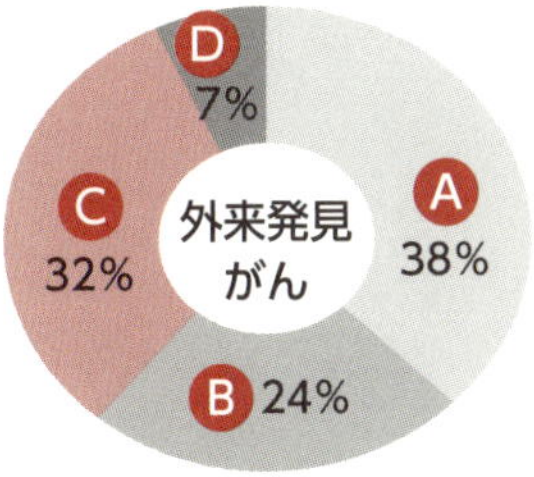

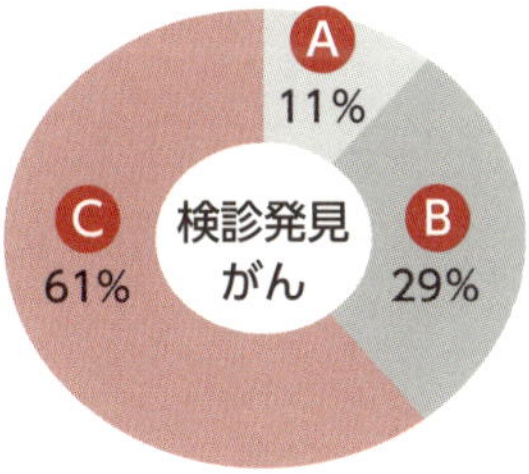

前立腺がん検診が発見のきっかけになったがんは、なんらかの症状があって受診した先で見つかったがんより、より早期の段階のものが多い

（伊藤一人ほか：泌尿器外科、2000：13：997-1001 による）

Q10
前立腺がん検診は何歳まで続ければよいですか？

50歳、場合によっては40歳を過ぎたら前立腺がん検診を受けたほうがよい、というのはそのとおりなのですが、検診を何歳まで続けるべきかについて、**はっきりした指針は示されていません。**

前立腺がん検診の究極的な目的は、前立腺がんによる死亡を避けることにありますが、人間の命には限りがあります。余命わずかと考えられる人が検診を受ける意義は見出せません。また、非常に高齢で、体調もすぐれないなどという場合、治療がかえって寿命を縮めてしまうおそれもないとはいえません。前立腺がんが見つかっても、治療は受けないと決めている、治療を受けられる状態ではないのであれば、発見のための検査自体、受ける必要はないともいえます。

逆に、高齢であっても「10年先も元気だろう。元気でいたい」と考えられる人なら、前立腺がんを早い段階で見つけ、適切に対処していくことには意味があると考えられます。

少数ながら、がんがあってもPSAがあまり増えないタイプの前立腺がんもあるため、検査を受ければ100%、発見が可能とまではいえません。しかし、少なくとも9割程度の前立腺がんはPSA検査で早期発見が可能です。PSA検査は血液を調べるだけなので、検査そのものが負担になるおそれはあまりありません。がんの疑いがあるとわかったら、その段階で対応を決めていけばよいでしょう。

同じ年齢でも、健康状態は人によって大きく違います。年齢が高くなればなるほど、その差は大きくなります。

今は、元気な高齢者がどんどん増えています。何歳まで検診を受けるべきか、一律に区切ることはできません。検診を終える時期は、**自分の健康状態などを考えながらご自身で判断されるべきこと**ともいえます。

なお、高齢者の健康状態を客観的に評価する方法はいろいろあります。3章で紹介するG8スクリーニングツールもそのひとつです（→Q30）。「まだまだ元気！」という自覚があり、実際、健康状態も良好と判断されているなら、検診を受ける意義は大きいといえます。

Q11

前立腺がんの生存率はどれくらいですか？

がんには、全身をむしばむ怖い病気というイメージがつきものです。「がんかもしれない」とわかり、不安な思いをいだくのは当然です。しかし、幸いなことに、前立腺がんは大きく広がらないうちに適切に対処していけば、コントロール可能な病気になってきています。

検診などで判明した「前立腺がんの疑い」が、疑いではなく真実だったとしても、おびえる必要はありません。前立腺がんがあっても適切に対処していくことで、多くの人は寿命を全うできると期待できます。

診断を受けた5年後に生きている人の割合が、同じ年齢・性別の人全体の生存率の何%に当たるかを示す数字を5年相対生存率といいます。**前立腺がんは、男性のがんのなかで5年相対生存率が最も高いがん**です。

診断時に転移が起きていない前立腺がんなら、5年相対生存率は100%です。がんが前立腺内にとどまっていれば根治すると考えてよいでしょう。

前立腺がんが進行し、ほかの臓器に転移がある状態で見つかった場合でも5年相対生存率は65・6％（全がん協生存率調査2011-2013年診断症例）であり、診断後10年を超えて命を保っている人もめずらしくありません。

とはいえ、「命にかかわる心配はない」というわけではありません。前立腺がんが極度に進行し、命を落とす人もいるのが現実です。

油断はせず、病状に合わせて適切な対応を続けていくことが重要です。

▼罹患数《りかんすう》の多いがんの５年相対生存率（全症例）

相対生存率＝同じ年齢・性別の人全体の生存率との比較

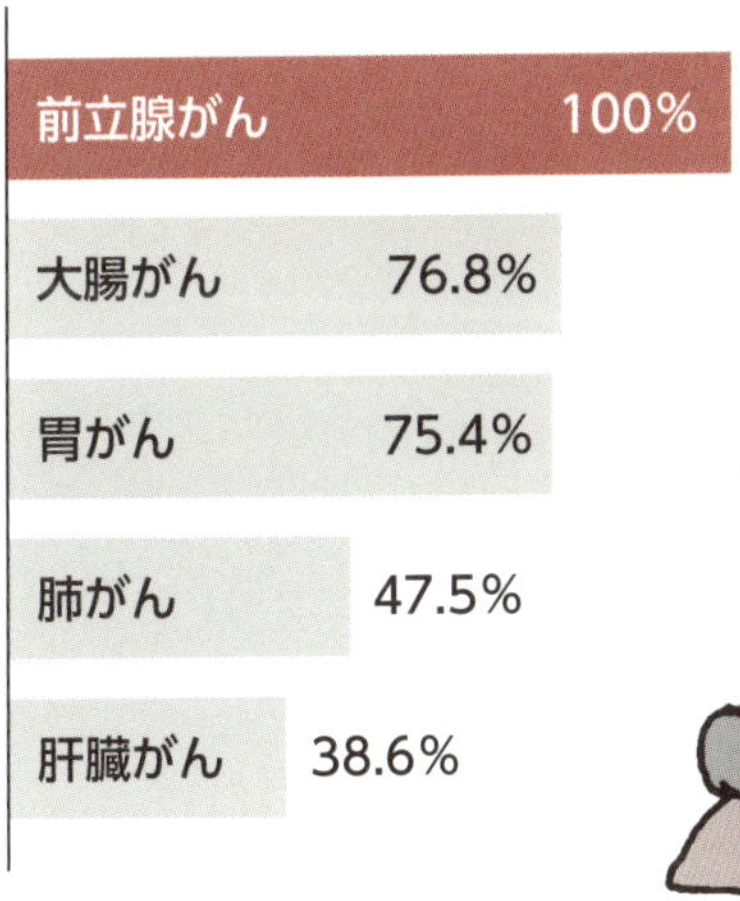

前立腺がんになった人もなっていない人も、５年後も命を保っている確率は同程度

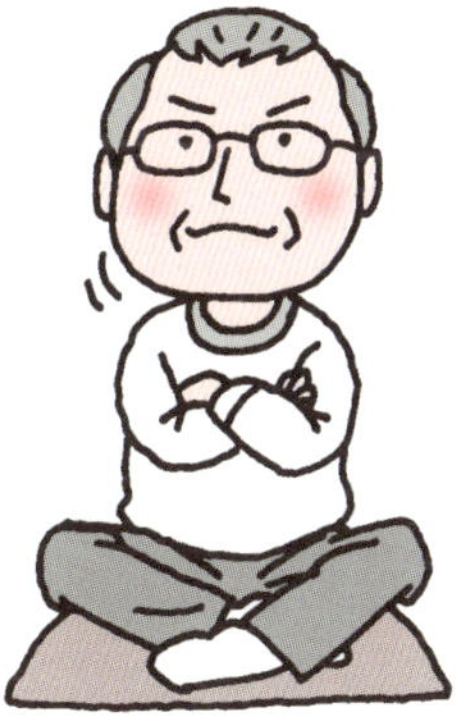

（全がん協生存率調査 2011-2013 年診断症例による）

Q12

前立腺肥大症があると前立腺がんになりやすいのでしょうか？

前立腺の病気のなかで、最も多いのは前立腺肥大症です。50歳以上の2割、70歳以上なら7割に起きるといわれるほど、中高年男性にとっては身近な病気です。がんとは関係のない良性の病気ですが、前立腺肥大症があるとPSA値が高くなることがあります。しかし、ほかの検査と組み合わせれば区別は可能です。

前立腺肥大症は、その名のとおり前立腺の肥大化がみられます。通常

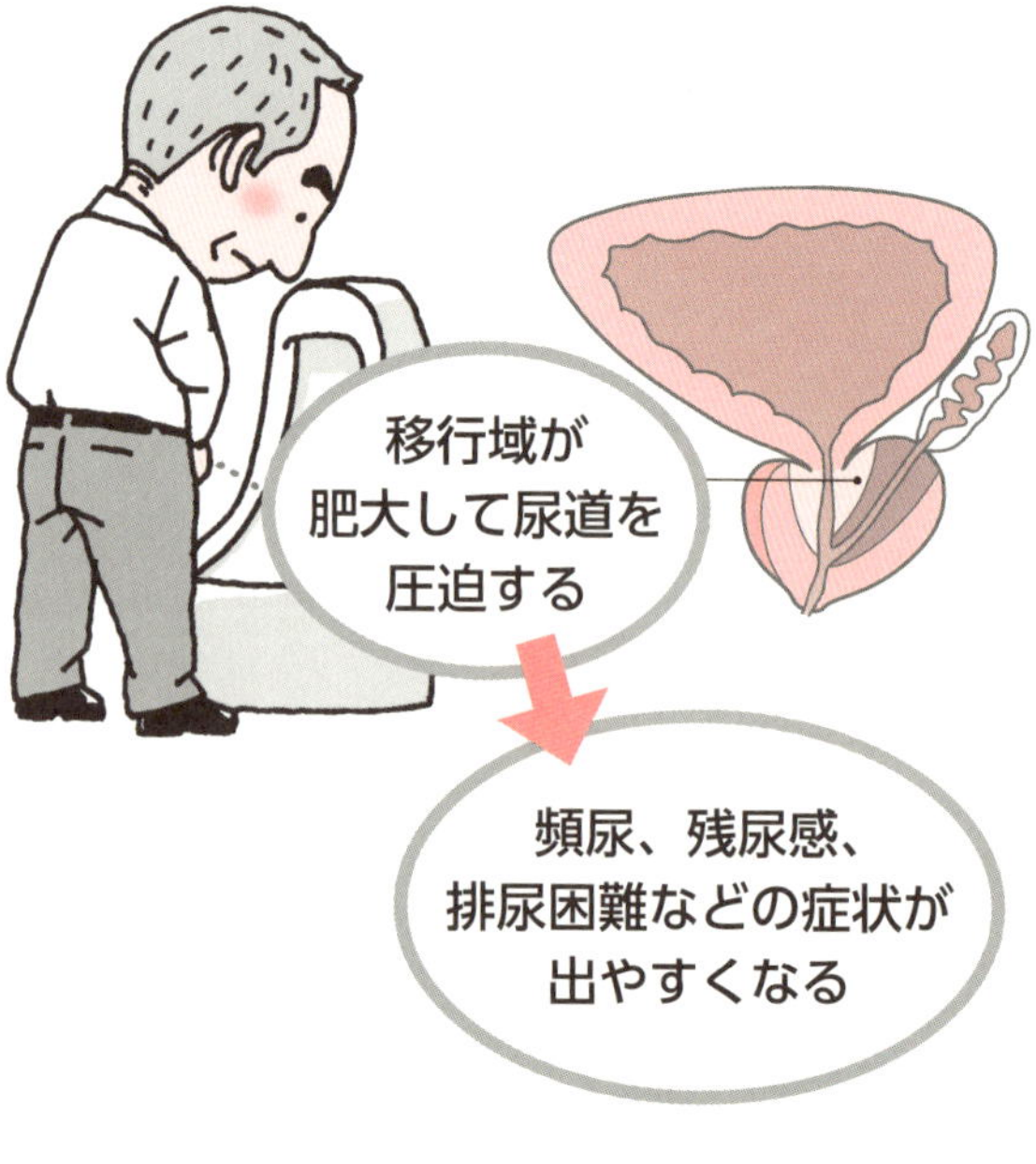

移行域が
肥大して尿道を
圧迫する
頻尿、残尿感、
排尿困難などの症状が
出やすくなる

▼国際前立腺症状スコア（IPSS）

気になる症状がある人は、自覚症状をチェックしてみましょう。

最近1ヵ月間に、次のような症状がどれくらいの頻度でありましたか？	なし	5回に1回未満	2回に1回未満	2回に1回ぐらい	2回に1回以上	ほとんどいつも
1 排尿後、尿がまだ残っている感じがありましたか？	0	1	2	3	4	5
2 尿をしてから2時間以内にもう一度しなければならないことがありましたか？	0	1	2	3	4	5
3 排尿の途中で何度も尿がとぎれることはありましたか？	0	1	2	3	4	5
4 排尿をがまんするのが難しかったことはありましたか？	0	1	2	3	4	5
5 尿の勢いが弱いことがありましたか？	0	1	2	3	4	5
6 尿をし始めるために、おなかに力を入れることがありましたか？	0	1	2	3	4	5
7 夜寝てから朝起きるまでに、通常何回トイレに行きましたか？	0回	1回	2回	3回	4回	5回
	0	1	2	3	4	5

0～7点：正常もしくは軽症　**8～19点**：中等症　**20点以上**：重症

米国泌尿器科学会で提唱しているアンケート形式の検査法。排尿トラブルには複数の要因があると考えられるため、必ずしも前立腺肥大による症状とはかぎらない

は15~20g程度の前立腺が、ときに10倍ほどの重さにふくれあがることもあります。なぜ前立腺が肥大していくのか、そのしくみははっきりしませんが、とくに尿道周囲の移行域が肥大しやすいため、排尿にまつわるトラブルが起きやすくなります。

前立腺肥大症があるからといって前立腺がんになりやすいわけではありませんが、どちらも年齢が高くなるとともに生じやすくなるため、併存している場合もめずらしくありません。排尿の悩みがあれば「年のせい」と思い込まず、受診しておきましょう。

●**前立腺肥大症しか認められなかった**　症状に困っていれば治療します。薬物療法のほか、肥大した前立腺を削り取る手術法もあります。少数ながら、前立腺肥大症の手術後、組織を調べたら「がんが見つかった」ということもあります。その場合は、前立腺がんとして、改めて治療方針を立て直し、対応していきます。

●**前立腺がんが見つかった**　前立腺肥大症の検査・治療の過程で、前立腺がんが見つかった場合には、前立腺肥大を伴うことを考慮したうえで、前立腺がんの治療法を選択する必要があります。肥大の程度が強いと放射線療法により排尿障害が悪化するおそれもあります。

2

自分のがんの状態を知る

Q13

PSA値が高いといわれました。前立腺がんでしょうか？

PSAは前立腺の細胞が分泌する酵素で、通常、血中濃度はわずかです（→Q3）。**一般的にPSAの基準値は4**とされていますが、基準値は年代によって調整すべきという考え方もあります（→Q14）。

PSAの高さは前立腺になにか異常が起きているかもしれないというサインです。基準値を超えてもがんとは限りませんが、**PSA値が高くなるほど前立腺がんがある可能性は高くなります**。がんかどうか診断するには、最終的には前立腺の組織を採取して調べる生検が必要です。ただし、すぐに生検となるわけではありません。基準値を超えていても**10以下の場合は、一般にグレーゾーン**といわれます。グレーゾーンの人すべてに生検をした場合、7～8割はがんが見つからず、結果的に多くの人にとって不要な検査となってしまいます。まずは泌尿器科医のもとで二次検査を受け、前立腺がんの疑いがあるかどうか調べてもらいましょう（→Q14）。

高値になるほど疑いは濃厚に

PSA 値だけで前立腺がんかどうかは判断できませんが、数値が高くなるほどその可能性が高まります。

▼ PSA 値と前立腺がん発見率

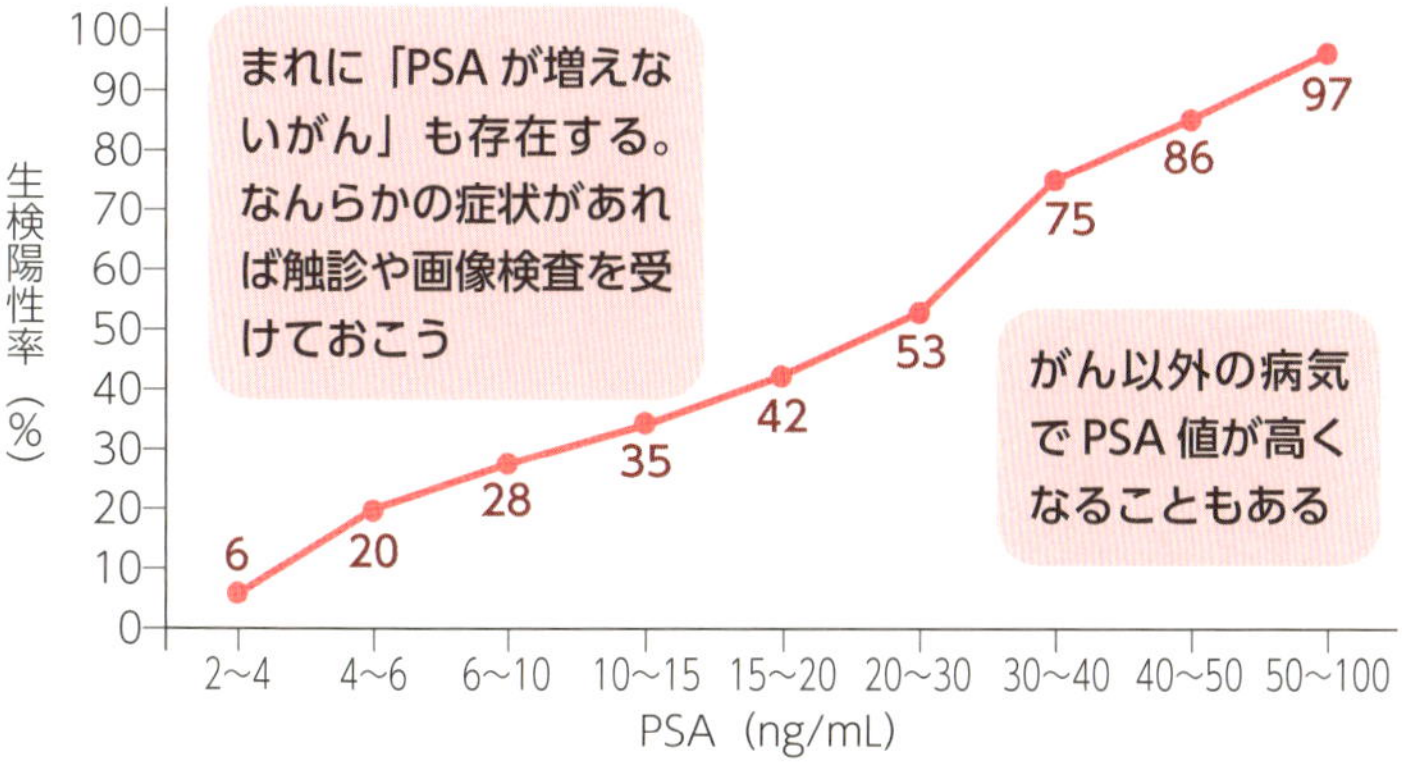

（群馬大学データ：公益財団法人前立腺研究財団「PSA 検診受診の手引き」による）

▼ PSA 値が上がる前立腺がん以外の病気

- **前立腺肥大症**（→ Q12）
- **急性前立腺炎**
  細菌感染によって前立腺に炎症が起こる。下腹部の強い痛みと発熱、尿に血液や膿が混じることも。抗菌薬で治療する
- **慢性前立腺炎**
  炎症が慢性化すると激しい症状は現れにくい。排尿時の鈍い痛みや頻尿、残尿感など症状はいろいろ。抗菌薬で治療する

再検査を指示されたら必ず受けておく

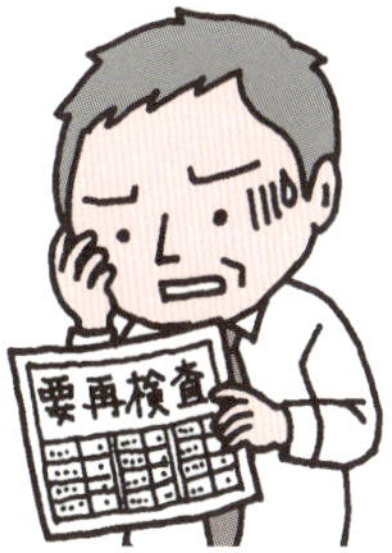

Q14 PSA検査後、診断までの流れを教えてください

PSA値は、前立腺肥大症や前立腺炎など、がん以外の病気が原因で高くなることもあります。前立腺がんが原因か、それとも別の病気が原因かは、PSA値だけでは判断できません。前立腺がん検診などでPSA値が基準値（一般的には4、50代〜60代前半なら3、60代後半なら3・5とすることもある）を超えているとわかった場合には、前立腺がんの疑いがあるかどうかを調べるために、泌尿器科での二次検査（精密検査）が必要になります。二次検査では次のような検査がおこなわれます。

●**問診** 頻尿・残尿感などの排尿トラブルがあるか、その他、気になる症状があるか、これまでにかかったことのある病気や、常用している薬があるかといったことを聞かれます。答えられるようにしておきましょう。血縁者に前立腺がんの経験者がいるか、ほかのがん、とくに膵臓がんや乳がん、卵巣がん、大腸がんの経験者がいるかどうかも、伝えられるようにしておきましょう。

PSA 検査後の流れ

PSA 値が高いことがわかったら、泌尿器科の専門医のもとで二次検査を受けておきましょう。

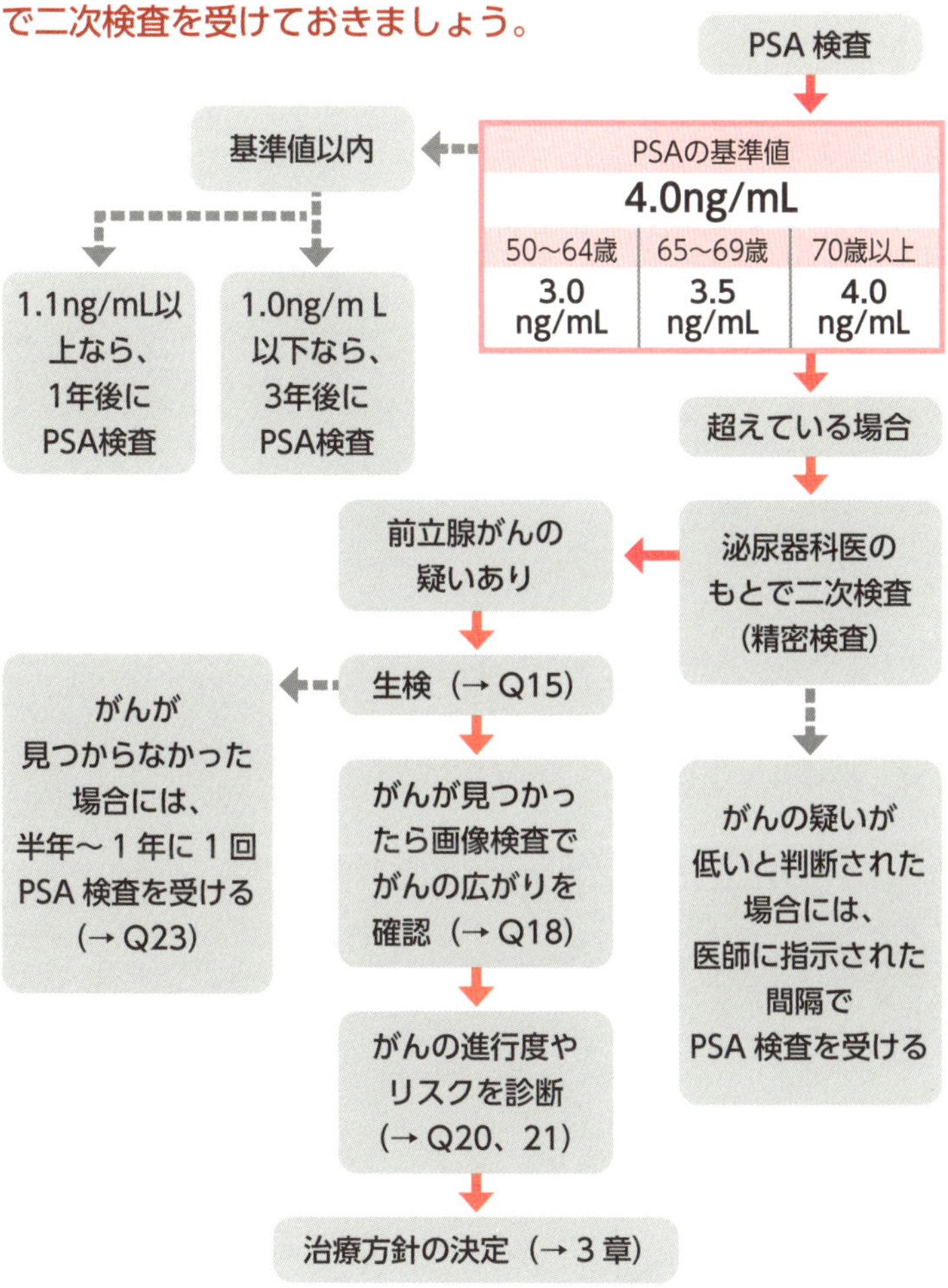
PSA 検査
PSAの基準値
4.0ng/mL
50〜64歳 3.0 ng/mL
65〜69歳 3.5 ng/mL
70歳以上 4.0 ng/mL
基準値以内
1.1ng/mL以上なら、1年後にPSA検査
1.0ng/m L以下なら、3年後にPSA検査
超えている場合
泌尿器科医のもとで二次検査（精密検査）
前立腺がんの疑いあり
生検（→ Q15）
がんが見つからなかった場合には、半年〜 1 年に 1 回 PSA 検査を受ける（→ Q23）
がんが見つかったら画像検査でがんの広がりを確認（→ Q18）
がんの進行度やリスクを診断（→ Q20、21）
治療方針の決定（→ 3 章）
がんの疑いが低いと判断された場合には、医師に指示された間隔で PSA 検査を受ける

●**直腸診**　医師が肛門から指を入れ、前立腺の大きさや形、硬さ、表面の様子などを調べます。がんがあると、石のように硬く感じられたり、ゴツゴツした感触があったりします。ただし、ごく早期のがんは触れても異常が感じられません。また、触れることができる範囲も限られているため、これだけで「異常なし」とはいえません。

●**経直腸的超音波検査**　肛門から超音波を発信する装置（超音波プローブ）を入れ、前立腺の大きさや形を画像化します。がんがある程度大きくなると、黒い影のように映ることもあります。

●**前立腺MRI検査**　前立腺がんの疑いがあれば、さらにMRI検査（↓Q18）をおこなう例が増えています。前立腺の画像の見え方からあやしい部位を特定し、がんの疑いの高さ・低さを5段階で評価、生検を

▼直腸診

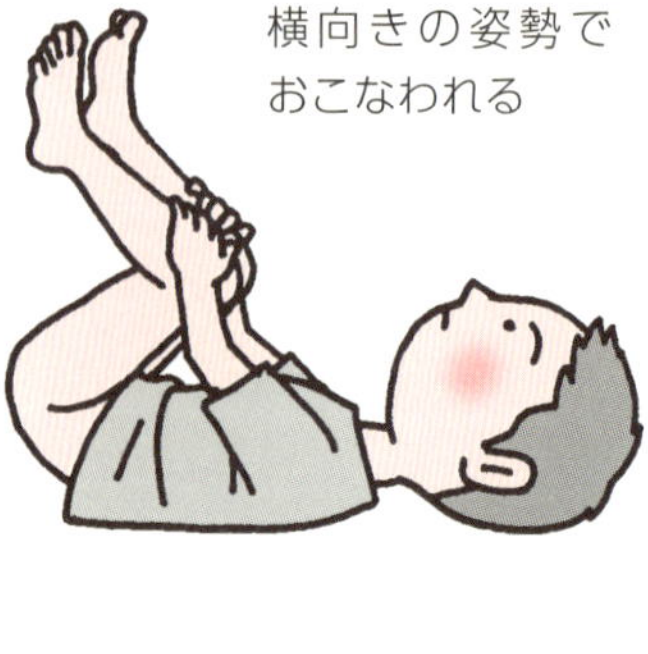
仰向け、あるいは
横向きの姿勢で
おこなわれる

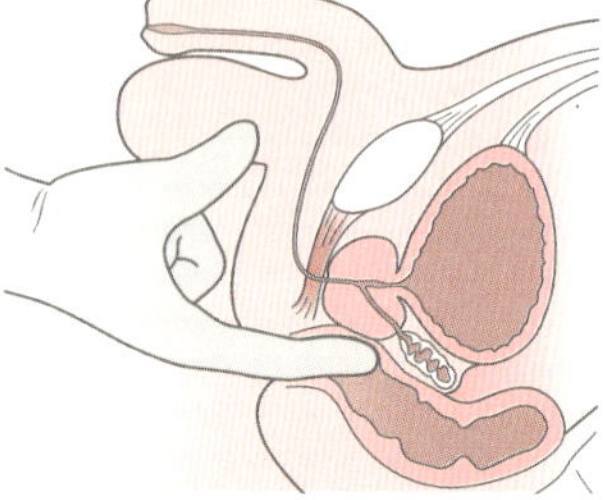

直腸の壁越しに人指し指で前立腺に触れて確認する。挿入時には潤滑剤を使用するため、強い痛みはない

おこなうかどうか判断する材料のひとつとします。しかし、画像からはがんの可能性が低いようでも、「絶対にがんではない」とはいえません。生検に進むかどうかは、ほかの検査結果などと合わせて総合的に判断されます。

●その他　ＰＳＡの分析結果も参考にされます。ＰＳＡ値を前立腺の容積で割って出すＰＳＡ密度が高いほど、または血液中の総ＰＳＡに占めるタンパク質に結合していないフリーＰＳＡの割合（Ｆ／Ｔ比）が低値であるほど、前立腺がんの可能性が高くなります。ＰＳＡの前段階の物質の量をはかり、総ＰＳＡ、フリーＰＳＡと組み合わせて算出する指標（ｐｈｉ）を参考にすることもあります。

　さまざまな検査の結果、がんの疑いは低いと判断されれば、生検はおこなわれません。ただし、医師に指示された間隔でＰＳＡ検査を受けるようにします。ＰＳＡ値の上昇速度が速くなってきたなどという変化があれば、その時点で再び対応を考えます。

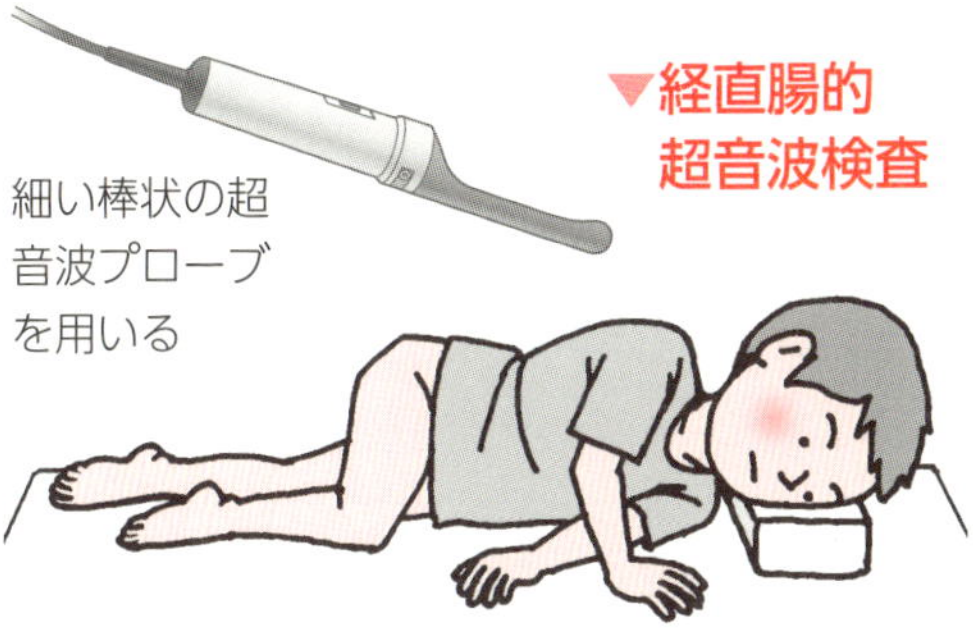

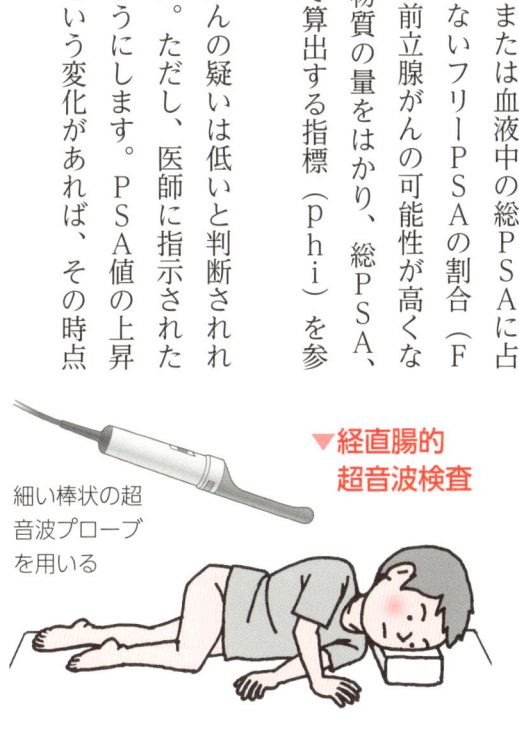

Q15
生検とは？　どんな検査ですか？

　がんが疑われる組織の一部を採り、顕微鏡でがん細胞の有無を確認する検査が「生検」です。画像診断は年々進化していますが、本当にがんかどうかは、実際に組織を採って調べてみないとわかりません。**「間違いなくがんである」と確定診断を下すためには生検が必要**です。

●MRI検査で確認　通常、生検前にMRI検査がおこなわれます。MRIなら、超音波検査では見えにくい病巣も映し出せます。がんの疑いが強いところがどこか確認し、組織を採取するための生検針を刺す位置を決めます。

●麻酔をして採取　前立腺の生検では、肛門から超音波プローブを入れ、超音波検査の画像を見ながら生検用の針を刺し、前立腺の10ヵ所以上から糸状の組織を採取します。直腸の壁越しに前立腺に生検針を刺す方法（経直腸生検）と、陰嚢と肛門の間の会陰《えいん》部から刺す方法（経会陰生検）があります。経直腸生検は比較的痛みが少ない

前立腺組織の採取のしかた

日帰りの場合もありますが、1～2日間入院して受けることもあります。

事前のMRI検査で針を刺す位置を決める

必要に応じて
麻酔

↓

超音波画像で前立腺の位置を確認しながら生検針を刺す

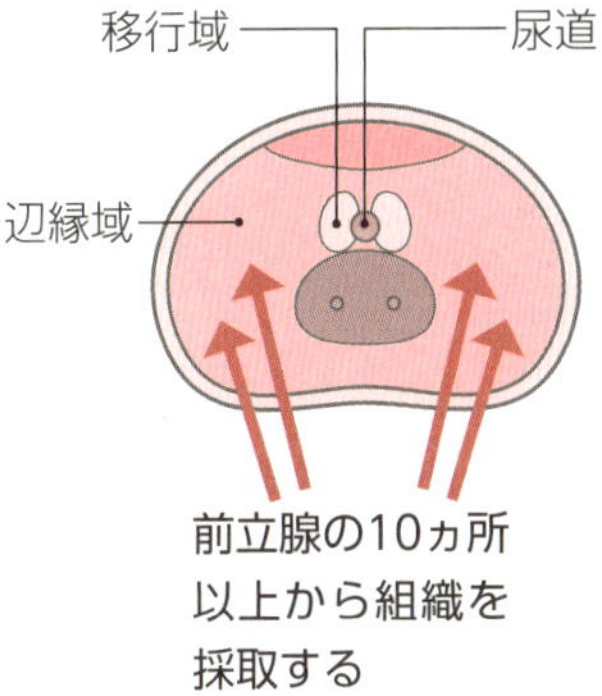

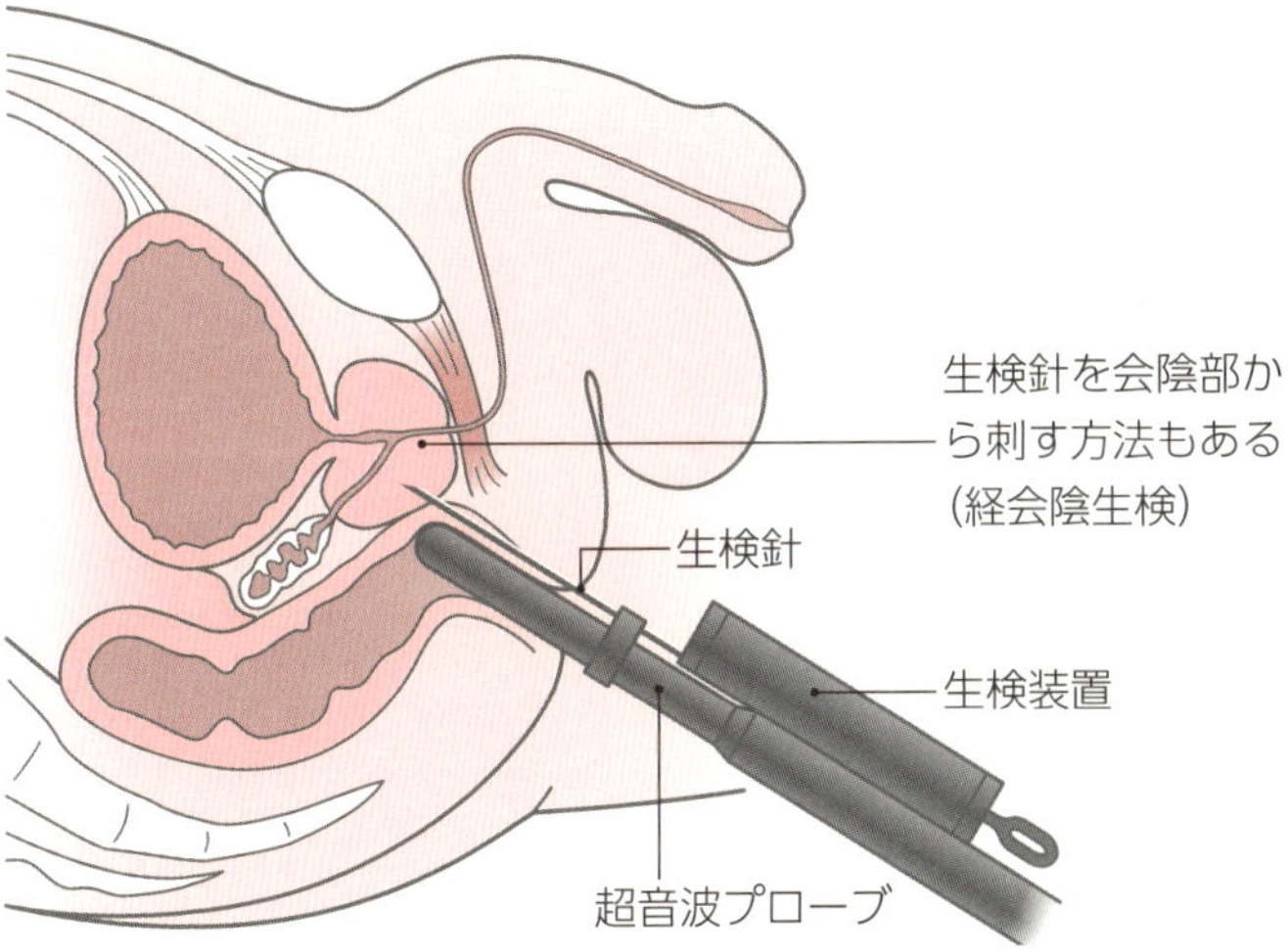

直腸の壁越しに前立腺に生検針を刺す方法（経直腸生検）が多い

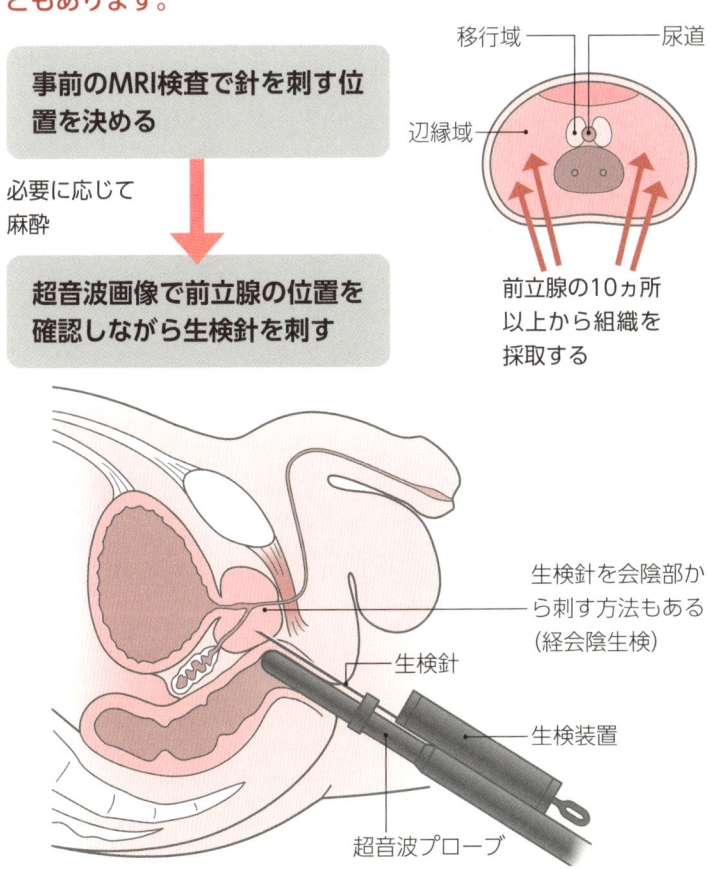

ため、局所麻酔でおこなうのが一般的です。経会陰生検は、腰椎麻酔で下半身に麻酔をかけることが多いでしょう。どちらの方法でおこなうかは医師の判断によります。

従来の生検では、事前にMRIを撮影していても生検時には超音波画像だけを見ながら針を刺していましたが、特殊な機械を使うと、生検時の超音波画像と事前に撮影したMRIの画像を融合した画像を画面上に表示できます。これをフュージョン（融合）、そしてこの技術を用いた生検を**フュージョン生検**といいます。フュージョン生検ではMRIで指摘された病巣を正確に検査できるため、見落としが減り、診断精度がきわめて高くなります。

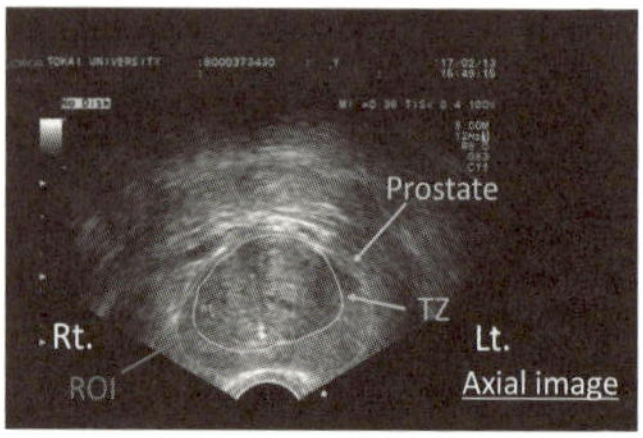

フュージョン生検をおこなう医療機関が増えている

● **採取した組織を調べる**　顕微鏡で調べると、がん細胞は正常な細胞とは異なって見えます。採取した前立腺の組織中にがん細胞が見つかれば「がん」と判定されます。

がんとわかったら、どのような形のがん細胞が多くみられるかなど、がんの組織像のパターンを確認し、増殖しやすい性質か、おとなしい性質かなどといった、がんの悪性度も判定されます（グリソンスコア→Q17）。

Q16 生検は体に負担がかかりませんか？ 入院は必要ですか？

生検は**外来で受けることができる**検査ですが、わずかな血液で調べられるPSA検査にくらべれば体の負担は大きく、**場合によっては1〜2泊の入院**がすすめられることもあります。血液を固まりにくくする薬などを飲んでいる人は、事前に休薬など薬の調整が必要になることがあります。

前立腺の生検をするときには10ヵ所以上に針を刺します。細い針とはいえ、経直腸生検の場合には直腸にも傷ができます。一時的なものですが、血尿や血精液、直腸出血（血便）、前立腺のむくみによる排尿困難などが起きることもあります。傷から細菌などが入り込んで感染が起こることがないように、検査前後には抗菌薬を使用し、感染予防をはかることも必要です。

健康状態が悪化している患者さんの場合、前立腺がんの疑いがあっても生検をすぐにはおこなわず、PSA値の測定を続けながら様子をみていくこともあります。

Q17

グリソンスコアとはなんですか？

前立腺がんは進行がゆっくりであることが多いとはいえ、すべてそうとはいえません。なかには増殖しやすい性質がみられるものもあります。増殖するスピードが速く、広がりやすいがんは「悪性度が高い」といわれます。**前立腺がんの悪性度を示す指標**となるのがグリソンスコアです。グリソンスコアの出し方は次のとおりです。

● **生検で採取した組織を顕微鏡で見る**　がん細胞が含まれているか確認します。

● **がん組織のグレードを確認する**　前立腺がんの組織像は、がん細胞の形や並び方などにより5つのグレードに分けられます。数字が小さければ正常組織に近く、大きくなるほど悪性度は高くなります。

● **グリソンスコアを出す**　がんの組織のうち、最も広い面積を占めるグレードと、2番目に広いグレードの数字を順に足して点数化したものがグリソンスコアです。点数が高いほど、同じ点数なら足し算の式で最初の数字が大きいものほど悪性度は高いと判断されます（最近ではグレードグループという5段階の分類法を用いることもあり、グリソンスコア6以下にあたるグレードグループ1は、すぐ治療する必要のない群とされています）。

グリソンスコアの出し方

生検で採取した組織から、前立腺がんの悪性度の指標となるグリソンスコアを算出します。

採取した組織を顕微鏡で見る

↓

がん細胞が見つかったら組織像のパターンを確認

↓

最も広い面積を占めるパターンと2番目に広いパターンのグレードを順に足して点数化。この点数がグリソンスコア

▼前立腺がんの組織像（模式図）

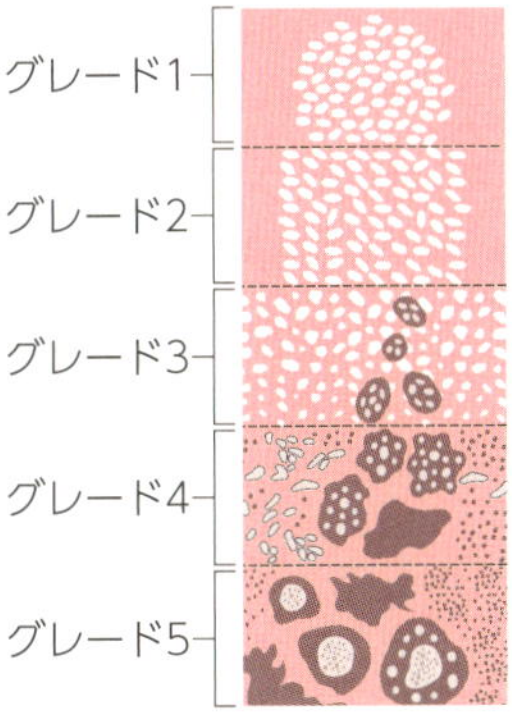

たとえば……

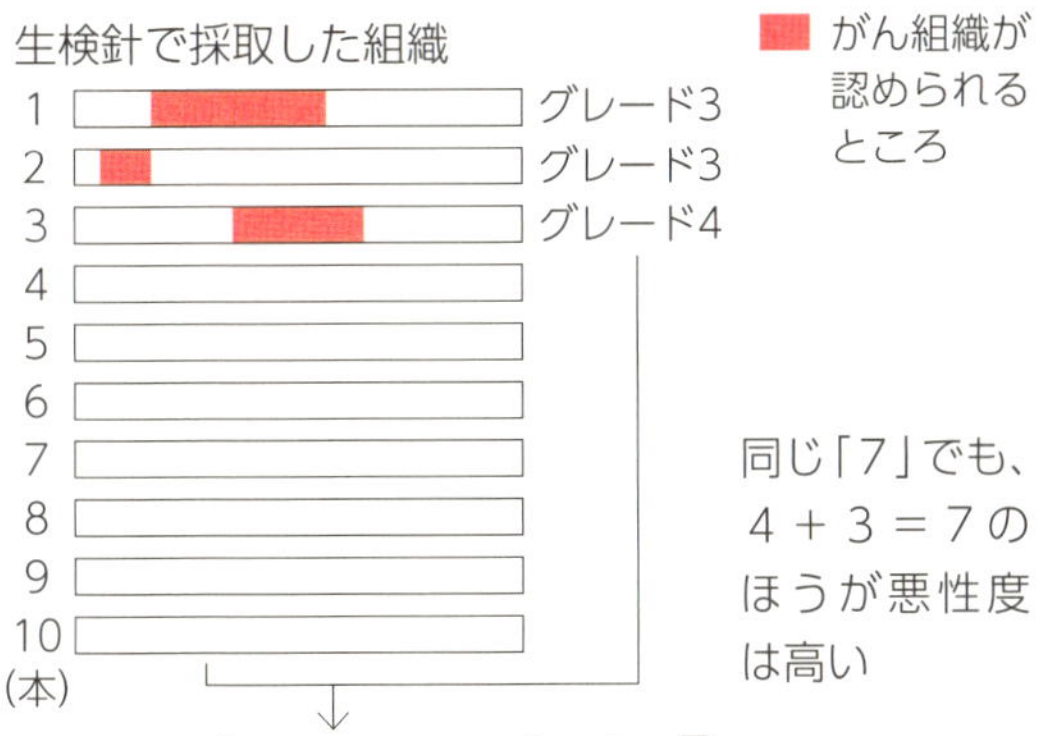

グリソンスコア　3＋4＝7

同じ「7」でも、4＋3＝7のほうが悪性度は高い

Q18 生検以外に、どんな検査がおこなわれますか？

生検で前立腺がんとわかったら、適切な対応を考えるために、がんの広がりや転移の有無を確認していきます。そのために必要になるのがCTやMRI、骨《こつ》シンチグラフィーなどの画像検査です。生検前にMRI検査を受けた場合でも、がんの広がりを確認するために再度おこなわれることもあります。

各種の検査法には、それぞれ特徴があります。

●**CT（コンピュータ断層撮影）**　短時間で広い範囲を撮影できるため、リンパ節や、前立腺から離れた臓器への転移（遠隔転移）の有無を調べるのに適しています。全身のチェックに有用です。

●**MRI（磁気共鳴画像）**　精細な画像を得られるため、

CT や MRI は筒状の検査機器が用いられる

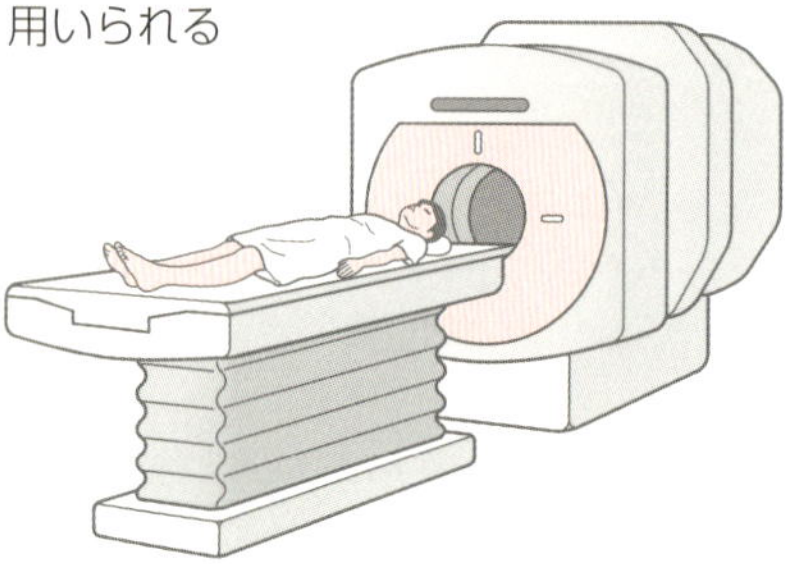

がんの浸潤の程度が確認できます。複数の方法で撮影した画像を組み合わせるマルチパラメトリックMRIなら、さらに豊富な情報が得られます。

●骨シンチグラフィー　骨転移の有無を確認できます。骨に集まりやすい放射性薬剤を注射したあと、3〜4時間たってから全身を撮影します。骨転移があるところは代謝が活発なため、より多くの放射性薬剤が集まり、黒く映ります。

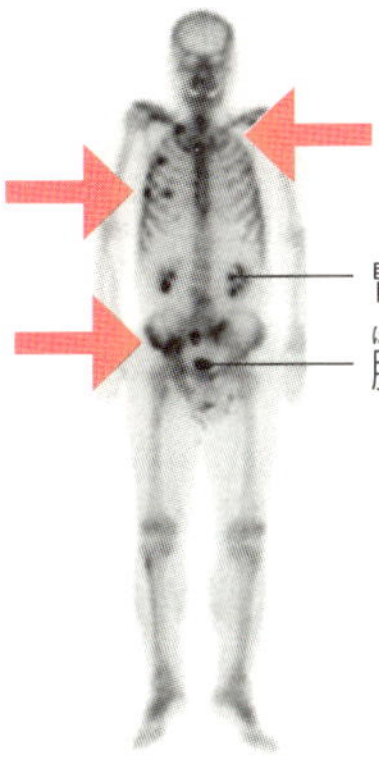

骨シンチグラフィーで骨転移がある部分の見え方（矢印）。腎臓や膀胱も黒く見えるのは尿中に薬剤が排泄されていくため

●その他　さらに正確な診断が可能なPSMA-PET/CTという検査法もあります。前立腺細胞の膜に存在するPSMAというタンパクに結合しやすい放射性薬剤を注射し、そのあとに撮影した画像（PSMA-PET）と、CTの画像を組み合わせることで、従来の検査では発見できないくらいの小さな転移も見つけられます。日本では現在のところ未承認の検査法ですが、海外では使用されている検査法のひとつです。

Q19 病期（ステージ）はどのように決まりますか？

　がんの病期はステージともいい、**浸潤の程度や転移の有無によって決まります**。がん細胞が際限なく増え、周囲の正常な組織を破壊するのが浸潤です。ある部位に発生したがん細胞が血管やリンパ管に入り込み、流れ出てしまうこともあります。がん細胞がたどりついた先に居ついて増殖を始めるのが転移です。

　病期は、がんの浸潤の程度（T）、前立腺周囲のリンパ節への転移（N）、前立腺から離れたところへの転移（M）という3つの観点から示されます（**TNM分類**）。前立腺がんの場合、病期だけで対応が決まるわけではありませんが、進行の程度を知る参考になります。

▼前立腺がんの病期

病期	T分類	N分類	M分類
ステージⅠ	T1、T2a	N0	M0
ステージⅡ	T2b、T2c	N0	M0
ステージⅢ	T3、T4	N0	M0
ステージⅣ	どれでも	N1	M0
		どれでも	M1

病期を決める３つの観点

がんそのものの状態、周囲のリンパ節への転移の有無、遠隔転移の有無を確かめます。

T分類　腫瘍(Tumour)の状態

TX	評価できない
T0	がんが見つからない
T1	触診（直腸診）や画像検査ではわからないがん T1a たまたま別の病気で切除した組織に見つかったがん。標本の５％以下 T1b 同上。標本の５％超 T1c PSA値が高いなどの理由で生検をおこなった結果、見つかったがん
T2	前立腺の中にがんがとどまっている T2a 片葉の1／2以下 T2b 片葉の1／2を超えているが、両葉には及ばない T2c 両葉に広がっている
T3	前立腺を覆う被膜の外側にまで広がっている T3a 被膜外へ浸潤している。顕微鏡で見てわかる程度の膀胱頸部への浸潤も含む T3b 精囊に浸潤している
T4	外括約筋や直腸、骨盤壁など、隣接するほかの臓器まで広がっている

N分類　リンパ節(Node)への転移

NX	評価できない
N0	所属リンパ節転移なし
N1	所属リンパ節転移あり

M分類　遠隔転移(Metastasis)

MX	評価できない
M0	遠隔転移なし
M1	遠隔転移あり M1a 所属リンパ節以外のリンパ節転移 M1b 骨転移 M1c リンパ節、骨以外の転移

（日本泌尿器科学会／日本病理学会／日本医学放射線学会編
『泌尿器科・病理・放射線科　前立腺癌取扱い規約 第５版』をもとに作成）

Q20 限局がんとは？　局所進行がんとは？

がんは、その進みぐあいによって適切な治療法が異なります。前立腺がんの場合、TNM分類による病期だけでなく、生検の結果判明したグリソンスコアや、PSA値もあわせて考える必要があります。前立腺がんの進行度は大きく3つに分けられます。**TNM分類による病期とは別の便宜的な分類**ですが、関連はあります。

● **限局がん**　前立腺内にとどまっているがん。T分類では転移のないT1、T2、最近ではT3aまで限局がんとされます。前立腺がんの多くは限局がんの段階で発見されますが、さらに広がっていくリスク（危険性）は、がんの状態によって異なると考えられます。そのため、限局がんについてはPSA値や悪性度を示すグリソンスコアを参考に、リスクの高さを一般的には3つに分類して示します（→Q21）。

● **局所進行がん**　がんが前立腺を覆う被膜を破った状態。T分類では転移のないT3b、T4にあたります。

●**転移がん**　リンパ節や骨、前立腺から離れた臓器への転移がある状態。N1、M1のどちらか、または両方に当てはまるものとされます。

進行度により３つに大別

がんがどれだけ広がっているか、進行の程度により前立腺がんは３つに分けられます。

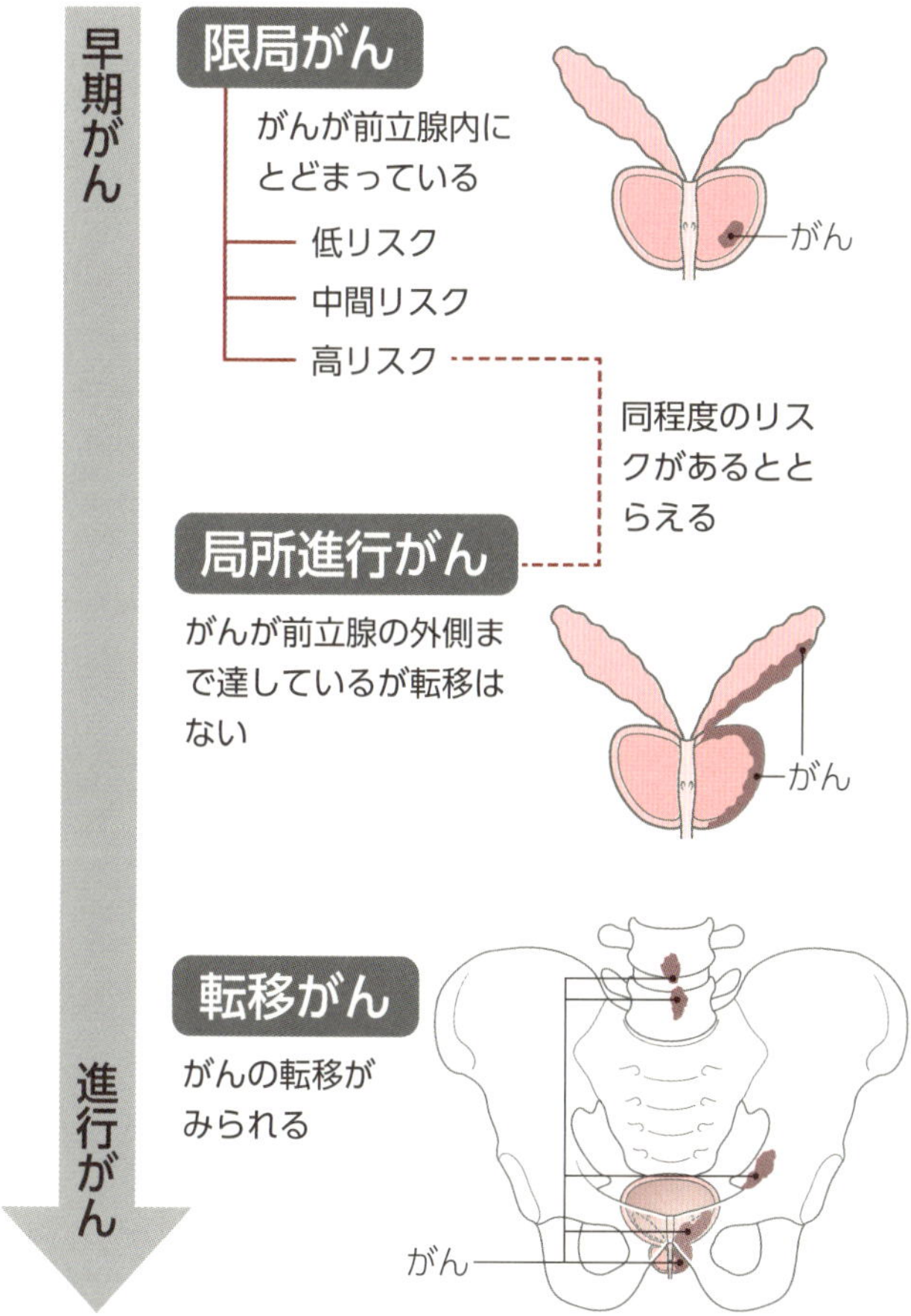

Q21

リスク分類とは？なぜ分類が必要なのですか？

限局がんには進行がゆっくりと考えられるものもあれば、悪性度が高く進行しやすいと考えられるものもあります。すべて同じ対応をとっていると、過剰治療、あるいは治療の遅れをまねくおそれがあります。そこで必要なのが「リスク分類」です。リスクが低ければ治療を急がないという選択肢もありますし、リスクが高ければ早めに治療を開始するなど、**適切な対応を考えやすくなります。**

一般的には低リスク、中間リスク、高リスクの３つに分類されますが、最近はさらに細分化が進んでいます。世界的に広く用いられているガイドライン（ＮＣＣＮガイドライン）では、超低リスクから超高リスクまで６つ*に分類されています。

ただし、同じ分類に含まれるがんなら、すべて同じように対応していけばよいというものでもありません。治療方針を考えるうえでは、がんの状態だけでなく、患者さんの心身の状態などへの配慮も必要です。

＊中間リスクを予後が良好かどうかで２つに分ける

▼限局がんのリスク分類

<table>
<tr><th colspan="2">従来の分類</th><th colspan="2">より詳細な分類（NCCN 分類）</th></tr>
<tr><td rowspan="2">低リスク</td><td rowspan="2">以下のすべてが当てはまる
□ PSA値10以下
□ グリソンスコア6以下
□ T1〜T2a</td><td>超低リスク</td><td>以下のすべてが当てはまる
□ PSA値10未満
□ グリソンスコア6以下
□ T1c
□ 生検で採取した組織のうち、がん細胞が見つかったものは３本未満で、それぞれがん組織が占める割合が 50%以下
□ PSA密度0.15未満</td></tr>
<tr><td>低リスク</td><td>以下のすべてが当てはまる
□ PSA値10未満
□ グリソンスコア6以下
□ T1〜T2a</td></tr>
<tr><td>中間リスク</td><td>低リスクにも高リスクにも当てはまらない
□ PSA値10〜20
□ グリソンスコア7以下
□ T2b以下</td><td>中間リスク</td><td>高リスク・超高リスクの特徴がなく、以下の１つ以上が当てはまる
□ PSA値10〜20
□ グリソンスコア7
□ T2b〜T2c
＊２つ以上当てはまる場合や、グリソンスコア４＋３の場合、生検で採取した組織の半数以上にがんが見つかった場合は、よりリスクが高い</td></tr>
<tr><td rowspan="2">高リスク</td><td rowspan="2">以下の１つでも当てはまる
□ PSA値20超
□ グリソンスコア8〜10
□ T2c以上</td><td>高リスク</td><td>以下の１つでも当てはまる
□ PSA値20超
□ グリソンスコア8〜10
□ T3a</td></tr>
<tr><td>超高リスク</td><td>以下の１つでも当てはまる
□ T3b〜T4（局所進行がん）
□ 最も広い面積の組織像がグレード5
□ 5本以上の生検組織でグリソンスコアが8〜10</td></tr>
</table>

（D' Amico ら 1998、NCCN ガイドライン第４版より引用、改変）

Q22 前立腺がんは遺伝しますか？ 遺伝子検査は必要ですか？

前立腺がんの発症に、遺伝子変異がかかわっていることもあります。たとえばBRCAという遺伝子に変異があると、前立腺がんや膵臓がん、乳がん、卵巣がんのリスクが高まることが知られています。BRCAには細胞のDNAに生じた傷を修復する働きがあります。DNAは遺伝情報を担う物質です。BRCAに変異があるとDNAの傷が修復されず、細胞の増殖に問題が生じやすくなるのだと考えられています。

- **比較的若い年齢で前立腺がんを発症した**
- **血縁者に前立腺がんや、膵臓がん、乳がん、卵巣がんの経験者が多い**

などという場合、遺伝子変異が影響している可能性もあります。ただし、基本的な治療の進め方は変わらないので、診断時に必須の検査ではありません。一方、転移が生じ、ホルモン療法も効かない場合、特定の遺伝子変異がある人にだけ使える薬もあります。そうした薬の使用を検討する際は遺伝子検査が必要になります（→Q51）。

Q23 生検を受けましたが、がんが見つからず、かえって不安です

通常の生検では、ごく小さながんは2～3割が見逃されているともいわれます。生検でがんが検出されなくても、一度の検査で確実に「がんではない」とはいえません。がんが存在しないのか、がんはあるが生検針で採取できなかったのか、断言できないのです。

しかし、少なくとも「見逃しようがないほど進行したがん」でないことは確かです。ここは気持ちを切り替えて、今できる前立腺がんへの備えを続けていきましょう。

● PSA検査の継続 半年～1年に1回は、

▼再生検を考える目安

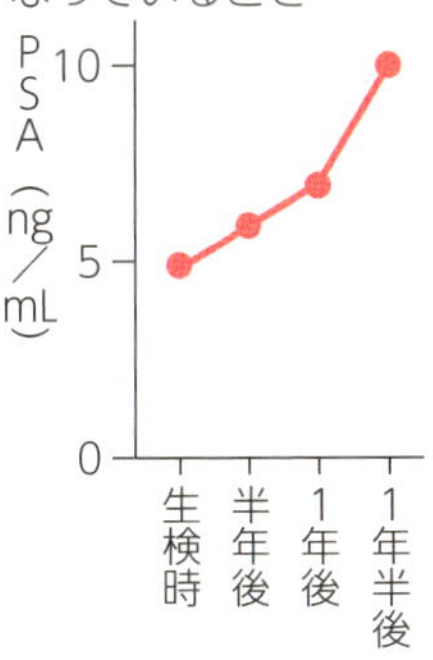
前回測定時より3割以上、数値が高くなっているとき

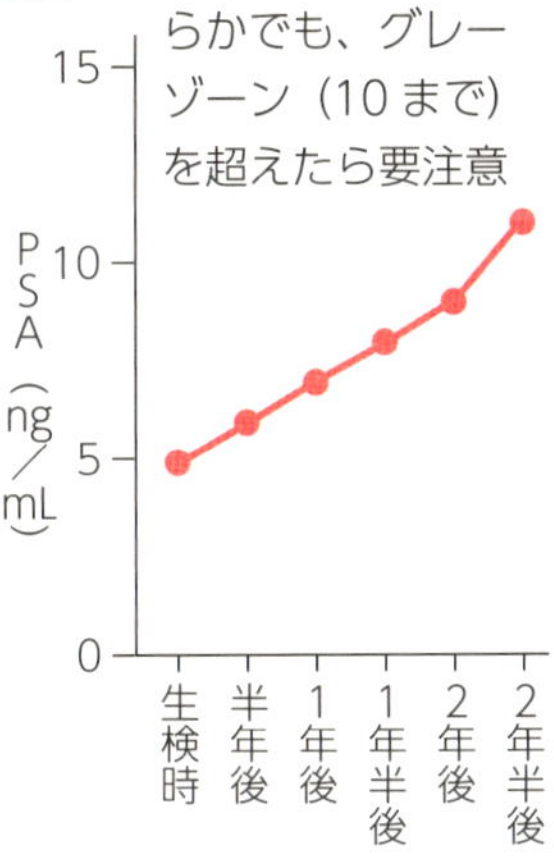

上昇カーブがなだらかでも、グレーゾーン（10まで）を超えたら要注意

PSAを測定し、数値の変化を確認します。数値が急上昇したときは要注意。生検やMRIなどによる再確認を考えます。定期的に検査を受けていれば、がんが見逃されていた場合でも、手遅れになる心配はありません。

●できることから生活改善

前立腺がんの発症は、生活習慣とのかかわりも指摘されています。これを機に、生活改善を始めましょう。好ましい生活習慣をもつことは、前立腺がんの発症予防というだけでなく、全身の健康状態にもプラスの変化が期待できます。できることから、取り組み始めましょう。

ただし、好ましい生活習慣を心がければ、それだけで前立腺がんの発症や進行を防げるというわけではありません。生活改善に取り組みながら、PSA検査で状態の変化を見守ることが、現段階ではベストの選択といえるでしょう。

▼チャレンジしたい７つのこと

- □ 主菜の中心を「肉」から「魚」にシフト
- □ 野菜のおかずを増やす
- □ 肥満を解消する
- □ 適度な水分補給を心がける
- □ 高血圧、高血糖、脂質異常はしっかりコントロールする
- □ 運動量を増やす
- □ 禁煙する

3

よりよい選択をするために

Q24 前立腺がんの検査・治療はどこで受ければよいですか？

どんなきっかけで「前立腺がんの疑いがある」とわかったかによっても違いますが、治療に至るまでのさまざまな過程で、どの医療機関にかかればよいか悩むこともあるでしょう。ＰＳＡ検査と診断のための検査、実際の治療は、別々の医療機関で受けることになる場合も少なくありません。どこで治療を受けるかは、患者さんが選択するべきことのひとつです。

病院の規模や、治療件数の多さに注目する人も多いでしょう。しかし、前立腺がんの治療を得意とする医療機関かどうかは、病院の規模だけではわかりません。治療件数が多ければ、前立腺がんの患者さんを多く診ている医療機関であるとはいえますが、提供されている医療の質は数字だけではわかりません。

結論からいえば、自分自身で探さずとも、**かかりつけの医師に紹介してもらう**という方法があります。

近年、医療機関の間では「医療連携」が進んでいます。日常的な診療をおこなう地域の医療機関と、専門的な検査や治療をおこなう病院とが役割を分担し、連携する体制が整ってきています。まずはかかりやすい**近隣のクリニックなどで相談**しましょう。医師は医療機関の評判や、その施設の医師個人の評判を聞いていることも多いものです。そうした情報を活用することが、最適な医療機関選びの近道です。

どのような治療法を選ぶかでも違いますが、治療が続く間は何度も、長期間にわたって通院することになります。交通の便なども考えながら、「ここで治療を受ける」と決めていきましょう。

▼医療連携を活用する

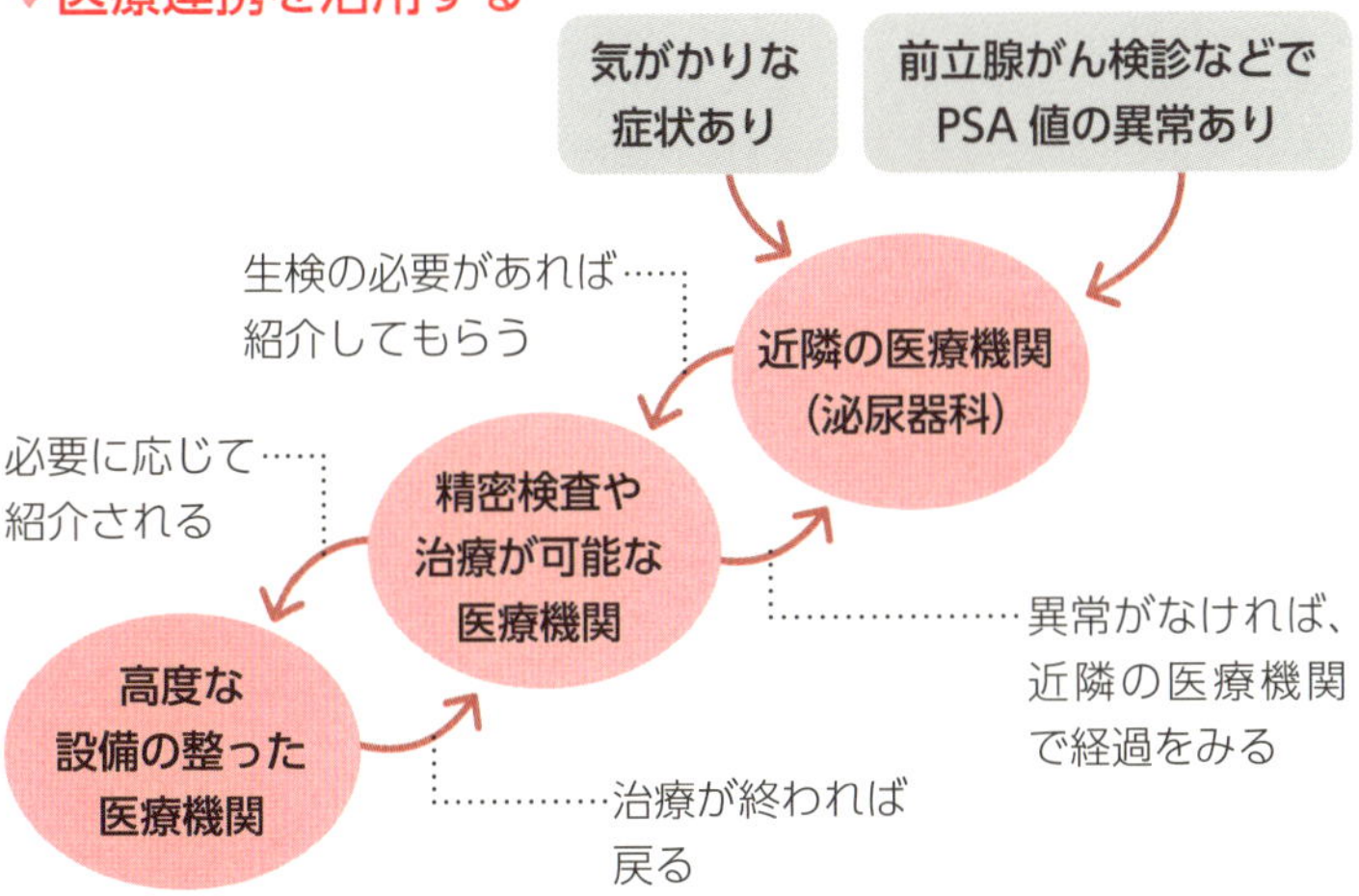
気がかりな症状あり
前立腺がん検診などでPSA値の異常あり
近隣の医療機関（泌尿器科）
生検の必要があれば紹介してもらう
精密検査や治療が可能な医療機関
異常がなければ、近隣の医療機関で経過をみる
必要に応じて紹介される
高度な設備の整った医療機関
治療が終われば戻る

Q25 前立腺がんは、どのように治療しますか？

前立腺がんの治療法は主に4つに分けられます。前立腺を取り除き、完治を目指す**手術**（→Q35）、放射線を当ててがん細胞を消滅させる**放射線療法**（→Q39）、がん細胞の増殖を抑える**ホルモン療法**（→Q46）、定期的に検査をくり返し、積極的な治療が必要かがんの変化を見守っていく**監視療法**（→Q34）の4つです。どれかひとつの方法で治療することもあれば、いくつかの方法を組み合わせることもあります。

がんの進行度や悪性度によって、推奨される治療法は変わります。がん細胞を体内から排除するために、有効かつ害の少ない方法が「標準治療」として示されています。

前立腺がんは、標準治療を含め、治療法の選択肢が多いのが特徴のひとつです。治療法を選択するときは、がんの状態だけでなく、本人の年齢や、「10年先」のことを考えながら、なにがベストかを慎重に判断していく必要があります。

治療法選択のめやす

患者さんの状態にもよりますが、早期であれば手術や放射線療法で「がんの根絶」を目指せます。進行・転移していれば「がんのコントロール」が目標になります。

健康保険の適用のある標準治療。その他の先進医療、研究段階の治療についてはQ45参照

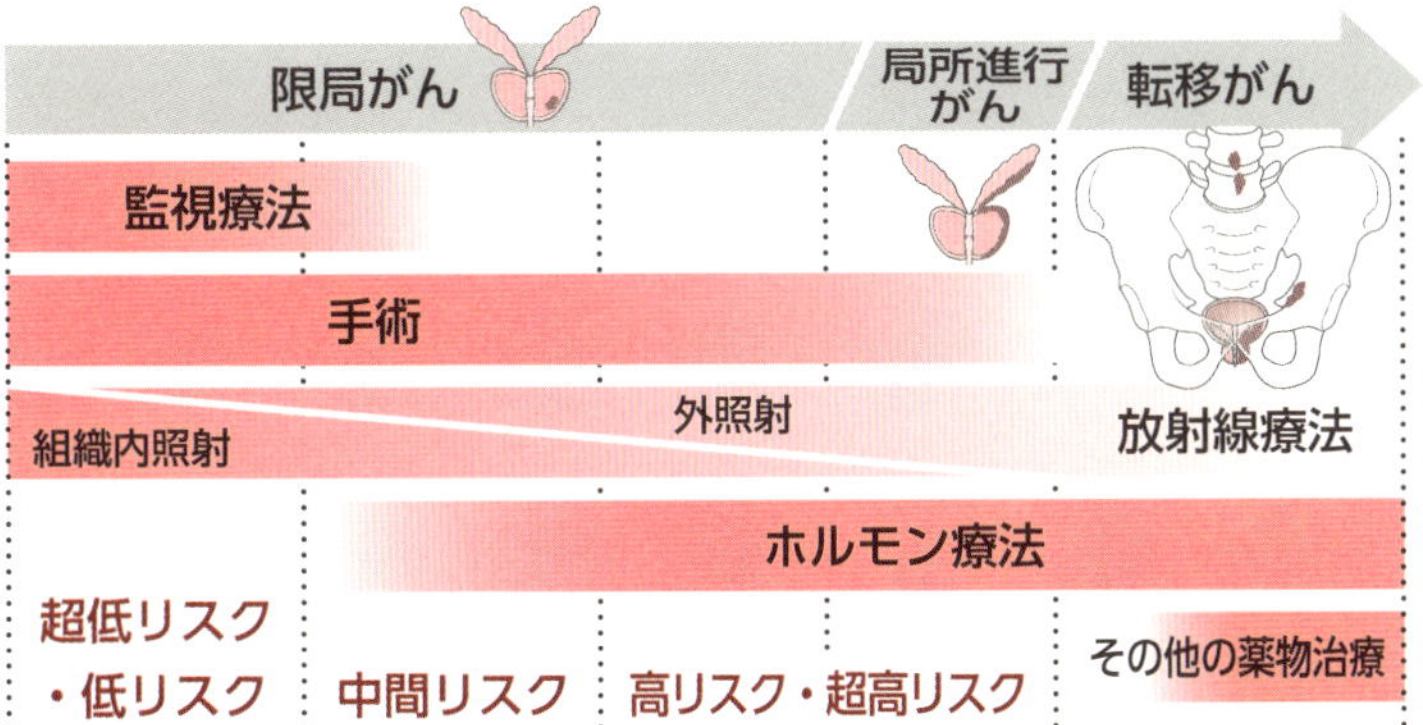

超低リスク・低リスク

超低リスクなら監視療法。低リスクなら手術または放射線療法。まずは監視療法で様子をみてもよい

中間リスク

手術または放射線療法。場合によってはホルモン療法を併用する。比較的悪性度が低い場合や患者さんの状態によっては監視療法もありうる

高リスク・超高リスク

手術または放射線療法またはホルモン療法。いくつか組み合わせておこなうことも多い

その他の薬物治療

ホルモン療法が主体。抗がん剤や前立腺局所への放射線療法を組み合わせることもある。痛みのコントロールを目的に、転移巣に放射線療法をおこなうことも

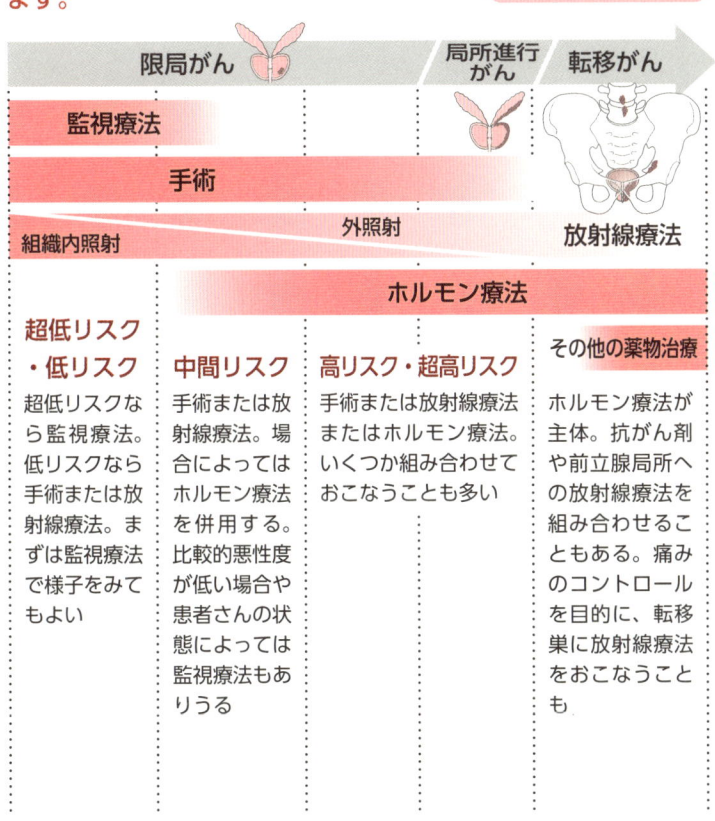

Q26 治療方針を決めるうえで大切なことは？

どのような方法で前立腺がんに立ち向かうか、治療方針を決めていく際に、がんの状態は重要な判断材料のひとつになります。転移があればホルモン療法（→Q46）が選択されます。迷う余地はありません。一方、転移がない場合には、複数の選択肢から治療法を選んでいく必要があります。がんの状態だけでなく、患者さん自身の状態も考慮しながら、一人ひとりにとって最適な治療法を選んでいくことになります。

実際の治療方針は医師と相談しながら決めていきます。納得のいく選択をするためには、**医師と十分なコミュニケーションをはかること**、また、医師にまかせきるのではなく、**患者さん自身がそれぞれの治療法の特徴を学んでおくこと**が大切です。各治療法の特徴は、さまざまな観点からくらべることでつかみやすくなります。確認すべき点は確認し、要望はきちんと伝えておきましょう。コミュニケーションをとり、医師との信頼関係を築ければ、悔いのない決断を下しやすくなるでしょう。

●根治を目指せるか　手術はがんが前立腺内にとどまっていて、患者さん自身の状態も良好な場合に選択可能な治療法であり、根治を目指せます。放射線療法は低リスクの患者さんから骨《こつ》転移のある患者さんまで幅広く活用されています。十分な線量を正確に照射できれば、やはり根治を目指すことができます。

●根治の可能性がより高いのは　手術も放射線療法も選べる状態のがんなら、どちらも同程度の治療効果が期待で

▼医師に確認しておくこと

- □ 検査の結果は？（PSA 値／グリソンスコア／転移の有無）
- □ 私（患者）のがんの進行度や悪性度は？
- □ 治療法を選ぶ場合、どんな選択肢がありますか？
- □ 治療法によって、治りやすさは違いますか？
- □ 治療がなにか体に悪影響をもたらすことは？それは治せますか？
- □ 治療を受けなかったら、どうなりますか？
- □ 私（患者）の希望（完治させたい／体の負担が大きいのはいや／性機能を保ちたいなど）を叶えやすい治療法は？
- □ 希望する治療はどこで受けられますか？
- □ 治療にはどれくらいの時間がかかりますか？
- □ 治療は保険でできますか？　費用の点はどうでしょう？

きます。病気の状況によってはより確実な効果を得るために、手術、あるいは放射線療法にホルモン療法を追加することもあります。

●**根治が難しい場合** ホルモン療法は、それだけでがんを根絶させる力はありませんが、がんの増殖を抑え、進行を防ぐ効果はあり、元気で過ごせる時間を長くする効果が期待できます。症状緩和のために放射線療法をおこなうこともあります。

●**PSA値の下がりやすさ** 手術なら術後すぐにほぼゼロに、放射線療法は時間をかけて下がっていきます。ホルモン療法でも徐々に低下しますが、どこかの時点からいずれ上昇していきます。

●**入院が必要か** 手術や、放射線療法のなかでも小線源療法（組織内照射）は入院が必要で

▼PSA値の変化（模式図）

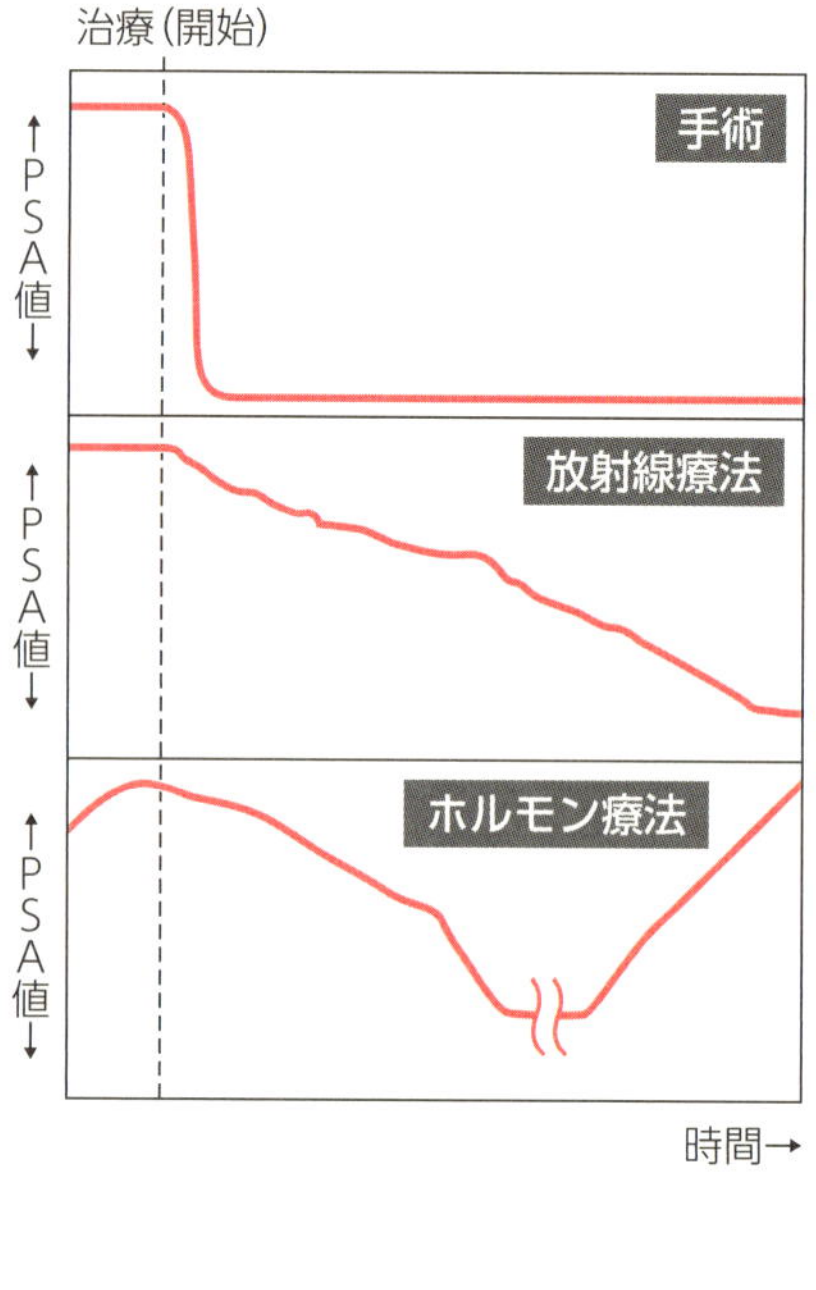

す。入院期間は手術のほうが長めです。外照射による放射線療法は数週間、連日通院する例が大半ですが、一部の施設ではより短期間で照射を完了する方法も実施されています（→Q43）。ホルモン療法は1～3ヵ月に1回の通院を続けます。

●体の負担の大きさ 一般的に負担が大きいのは手術、放射線療法、ホルモン療法の順と考えられますが、手術方法、放射線の照射方法はいろいろあり、一概にはいえません。持病や別の病気の治療歴によっては、手術や放射線療法が難しいこともあります。また、ホルモン療法にも弊害はあります。負担が少なそうだからと、安易にホルモン療法を開始するのは慎重に考えたほうがよいでしょう。

年齢や健康状態などにもよりますが、まずは監視を続け積極的な治療開始のタイミングを探る方法もあります（→Q34）。より負担の少ない治療法の研究も進んでいます（→Q45）。

▼治療がもたらすかもしれないこと

【手術】
手術時の出血・感染／尿失禁／性機能障害　など

【放射線療法】
排尿や排便のトラブル／性機能障害／ごくまれに放射線による発がん　など

【ホルモン療法の場合】
性機能障害／骨粗しょう症／筋力の低下／体脂肪・血中脂質・血糖値の上昇　など

Q27 医師との面談時に、家族のつきそいは必要ですか？

自分のがんにどう対応していくか、どの治療法を選ぶかは患者さん自身が決めるべきことです。「つきそいは不要」と患者さん自身が考え、ひとりで通院できる状態であれば、家族のつきそいが絶対に必要なわけではありません。

とはいえ、がんを患うということは家族にとっても大きな出来事です。医師から説明を受けるときは**家族も同行し、疑問に思うことや要望を伝えるとよい**でしょう。治療方針を決めるにあたり、たいていの場合、選択肢は複数ありますが、きちんと要望を伝えれば医師は具体的な提案をしやすくなります。

ひとりでは気おくれしそうな場面でも、同行者がいれば心強く感じる人も多いでしょう。患者さんだけでなく家族も同席して医師の話を聞き、いっしょに検討していきましょう。治療開始のタイミングをはかるうえで、家族からの情報が有用になることもあります。

Q28 早く治療を受けないと手遅れになるのではと心配です

がんの治療は一般に早期発見・早期治療が原則とされます。「がんとわかったからには一刻も早く治療を受けなければ」という思いが強い人も多いでしょう。しかし、前立腺がんは進行が遅いものもあるうえ、非常に高齢の患者さんも少なくありません。とくにPSA値の異常から発見に至った場合、積極的に治療しなくても命にかかわる心配はないものも含まれています（→Q7）。患者さん本人の全身状態によっては、治療を急ぐことは利にならないおそれもあります。そのような場合、がんの変化の様子をみながら慎重に対処方法を検討しても、手遅れになる心配はありません。

治療の必要性が高いと考えられる場合でも、前立腺がんは診断の確定から治療方針の決定まで、一日を争うようなものではありません。数多くの選択肢のなかからなにを選ぶか、**多少時間をかけてでもじっくり考えていくほうが、結果的にはよりよい選択に結びつく場合も多い**といえます。

Q29 治療を急いだほうがよい場合はありますか？

手術や放射線療法などの積極的な治療をするにせよ、しないにせよ、メリットもあればデメリットもあり、そのバランスは人によって違います。治療するメリットが大きい、あるいは治療しないデメリットが大きいと考えられる場合には、治療開始のタイミングはできるだけ早めのほうがよいでしょう。

●**若い人、元気な人**　早期発見・早期治療なら完治が望めます。進行している場合でも、早めに治療を始めればコントロールしやすくなります。若い人、元気な人ほど、早めの治療開始で、快適な生活を送れる時間が長くなる可能性が高くなります。

遺伝的な要因が大きくかかわっていると考えられる人（→Q22）、高リスク以上の場合なども、治療を先延ばししないほうがメリットは大きいと考えられます。

とはいえ、がんの治療は多かれ少なかれ体に負担がかかります。高齢になるほど、健康状態が悪化している人ほど、治療することのデメリットは大きくなり、メリットを小さくするおそれがあります。排尿障害や性機能障害などが起きてくる可能性もあります。もちろん、性機能障害がデメリットになるかどうかには個人差があります。

● 進行が速いがん　治療を控えればその間にがんが進行していくおそれがあります。進行の速いがんであった場合、治療しないデメリットは甚大です。実際には進み方の遅いがんでも「進行するかもしれない」という不安がつねにあります。治療しないことのデメリットが大きいなら、治療は早めのほうがよいでしょう。

　一方で、積極的に治療をしなければ、治療によるトラブルは生じません。これまでどおりの生活が送れます。進行が遅いがんなら、治療を急ぐメリットはあまりありません。

▼メリット・デメリットを比較する

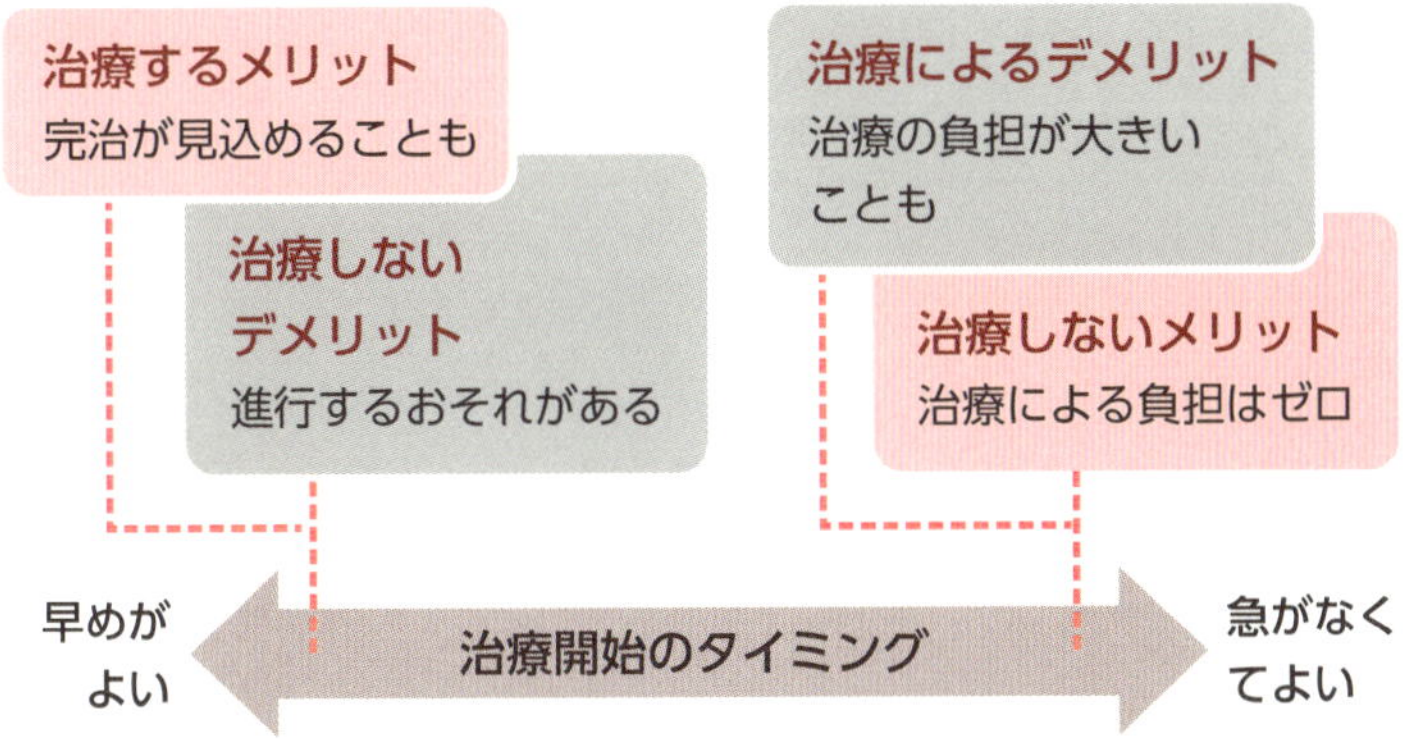

Q30

高齢でも積極的な治療を受けられますか？

手術や放射線療法を受けることで生じる影響の多くは一過性のものですが、年齢が高い人ほど治療にともなうトラブルは生じやすく、生活の質は下がりがちです。70代後半～80歳以上の患者さんは、負担の大きい治療は避け、低リスクなら監視療法を続け様子をみる、ある程度進行していたらホルモン療法をおこなうといった選択をする傾向があります。しかし、はっきり年齢による線引きはできません。

あとどれくらい長く生きられるかという予想を期待余命といいます。高齢になるほど期待余命は短くなりますが、実際には健康状態に大きく左右されます。患者さん本人の健康状態がよく、**「10年先も元気で過ごしているだろう」と期待できるようであれば、できるだけ早い段階で積極的な治療を受けるのもよい**でしょう。

トラブルを乗り越えたあと快適な生活を送れる時間が長くなります。現在の年齢、健康状態をみたうえで、一人ひとり判断していくことになります。

健康状態をチェックしてみよう

高齢の患者さんの健康状態を評価する方法はいろいろあります。下記の質問票もそのひとつです。

▼ G8 スクリーニングツール

項目	スコア
①食欲不振、消化器系の問題、咀嚼・嚥下障害などによる、過去3ヵ月間の食事量の減少は？	0＝いちじるしい減少 1＝中等度の減少 2＝減少なし
②過去3ヵ月間の体重減少	0＝3kg以上の減少 1＝わからない 2＝1～3kgの減少 3＝減少なし
③可動性	0＝寝たきりまたは車椅子をつねに使用 1＝ベッドや椅子から離れられるが外出は不可能 2＝外出可能
④神経心理障害	0＝重度の認知症やうつ 1＝中等度の認知症やうつ 2＝障害なし
⑤BMI＊ ＊体重(kg)÷身長(m)÷身長(m)	0＝BMI＜19 1＝19≦BMI＜21 2＝21≦BMI＜23 3＝BMI≧23
⑥1日3剤以上を服薬しているか	0＝はい 1＝いいえ
⑦同世代の人と比較した健康状態	0.0＝よくない 0.5＝わからない 1.0＝よい 2.0＝よりよい
⑧年齢	0＝85歳を超えている 1＝80～85歳 2＝80歳未満

①～⑧の合計が 15 以上であれば、健康状態は良好と判断される

(Kenis C, Decoster L, Van Puyvelde K, et al.: Performance of Two Geriatric Screening Tools in Older Patients With Cancer. J Clin Oncol, 2014: 32: 19-26 より翻訳引用)

Q31 男性機能は保たれますか？

監視療法以外の治療法は、すべて男性機能を低下させる可能性があります。男性の性機能障害は、勃起障害（ED）と射精障害に分けられます。重なることもありますが、どちらかだけ起こる場合もあります。

●**勃起障害**　まったく変化しなくなる場合だけでなく、勃起しても十分な硬さがない、十分に持続できないなどということも含まれます。治療後、勃起にかかわる神経が残っていれば、薬物療法により回復をはかれる場合もあります（↓Q60）。

●**射精障害**　手術で精嚢《せいのう》と前立腺を切除すれば射精障害は必ず起こります。つまり射精は起きなくなるわけです。ただし、射精が起きたときのような感覚は得られるという人もいます。また、手術を受けて射精障害が起きても、精子自体は精巣内でつくられ続けています。ご夫婦で「これから子どもをつくりたい」と強く希望するのであれば、人工授精による治療を受けることは可能です。

男性の性機能は個人差が大きいうえ、年齢とともに低下していきます。治療を検討する時点ですでに性機能が働かない状態であれば、治療による影響はなく、とくに問題視していない人もいます。

一方で、性機能が失われるかもしれないということに、大きな不安やためらいをもつ人も少なくありません。活用の場があるかどうかにかかわらず、性機能は「男としてのプライド」を支えるもののひとつになっていることもあります。たとえ家族であっても、「年齢が高いのだから……」「相手もいないのに」などと口をはさむのは考えものです。

性機能への影響は、治療法によって少し違いがあります。監視療法以外の

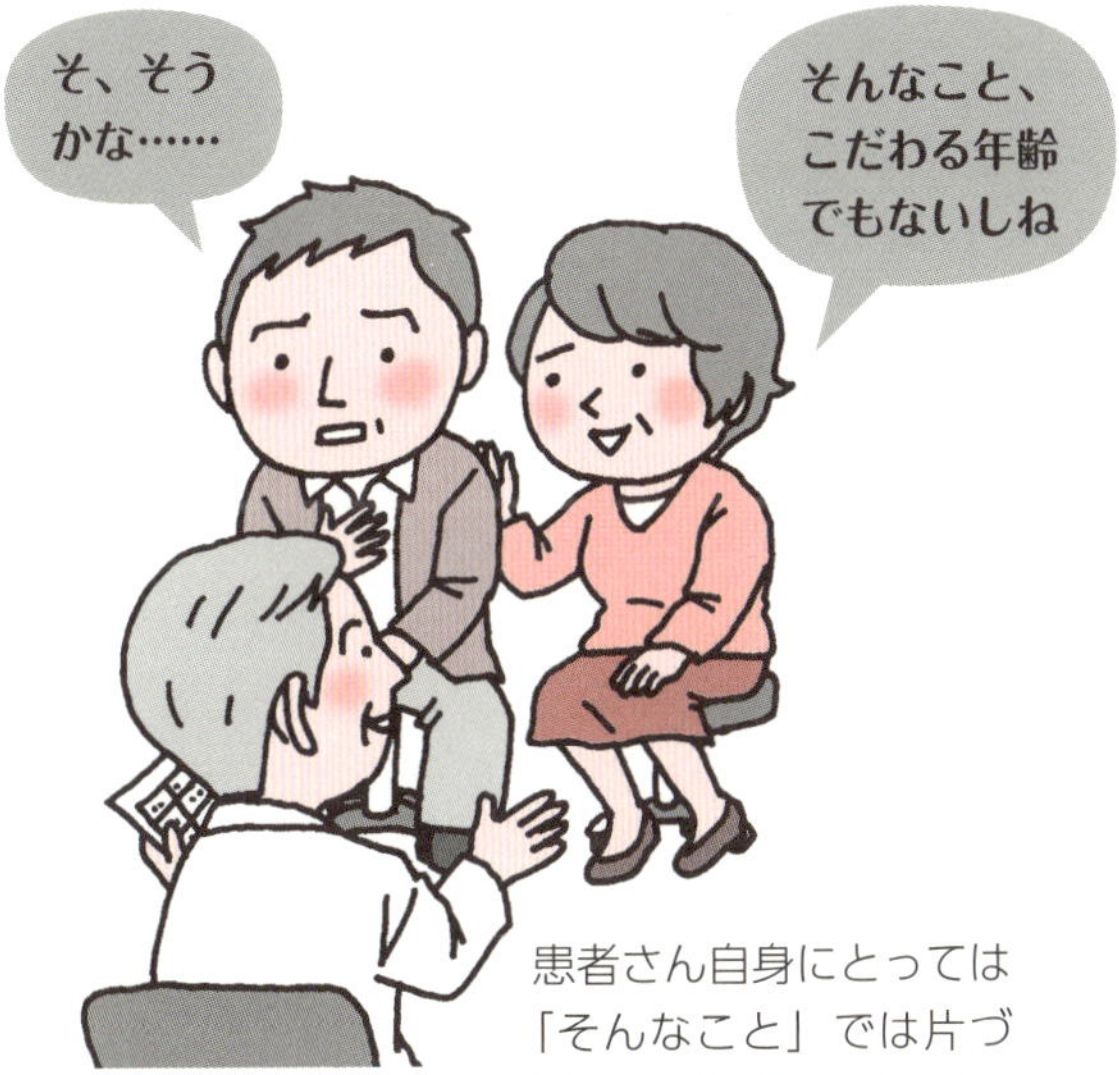
そんなこと、
こだわる年齢
でもないしね
そ、そう
かな……

患者さん自身にとっては「そんなこと」では片づけられないこともある

治療法を選ぶ場合、患者さん自身が「できれば残しておきたい」と思うのであれば、可能なかぎりその気持ちを優先し、適切な治療法を選びましょう。

手術　前立腺がんの手術では精嚢と前立腺を摘出することになるので、射精障害は必発です。回復することはありません。

また、手術直後はほとんどの人に勃起障害も起きます。ただし、勃起にかかわる神経をできるかぎり残すことができれば、5～9割は術後1年ほどである程度の回復を期待できます。

放射線療法　治療直後はあまり影響がありませんが、数年かけてしだいに勃起が弱まり、やがてほとんどの人に勃起障害が生じます。ただし程度は比較的軽めのことが多く、治療により7割程度の人が回復可能といわれます。また、精嚢や前立腺は残りますが、やはり数年かけて精液量は減り、射精障害が生じます。

ホルモン療法　男性ホルモンの分泌が抑えられると性欲自体が低下し、勃起も起きなくなります。精子もつくられません。抗アンドロゲン薬（↓Q47）だけなら性機能への影響は少ないのですが、どちらかというと治療効果は弱く、乳房がふくらんできたりすることがあります。

Q32 セカンドオピニオンを求めるときの注意点を教えてください

前立腺がんの治療法は、選択肢が多く、「これでいこう！」と決断するまでには迷いも生じがちです。決断する前に、担当医とは別の医師の意見も聞きたいと思う場合は、セカンドオピニオンを求めることができます。意見を求められた医師は、あらゆる可能性を提示して考えを伝えます。患者さんが決断を下しやすくなることもありますが、かえって迷いが深まるだけという場合も少なくありません。また、**セカンドオピニオンは、今かかっている担当医のもとでの治療を前提に見解を聞き、結果を担当医に報告するのが原則です**。疑問に思っていることは、まずは担当医に率直に相談してみましょう。

なお、がんに関することならなんでも相談できる窓口として、全国各地の医療機関に「がん相談支援センター」が設置されています。設置された医療機関で診療を受けていない人からの相談も受けつけていますので、利用してみるのもよいでしょう。

Q33

治療法によって、費用は変わりますか？

日本は医療保険制度が整っており、前立腺がんに対する一般的な治療のほとんどは保険適用が認められています。保険が適用される治療法については、患者さんが支払う自己負担額に大きな違いはありません。自己負担額が、所得に応じて定められている限度額を超えた場合には、高額療養費制度により公的な補助が受けられます。

ただし、入院治療となった場合、個室などを希望すると差額ベッド代がかかります。これには保険の適用がありません。また、先進医療（→Q45）については、診察、検査などの費用は保険が適用されますが、治療費は全額自己負担になります。

なお、保険や公的補助があり、患者さん自身の負担は一定額以下であっても、実際にかかっている費用はいろいろです。たとえばホルモン療法で使われる新規抗アンドロゲン薬（→Q49）などは非常に高価で、1ヵ月分の薬代だけで数十万円にのぼります。必要以上の治療は、社会的なコストという面でも負担が大きいといえます。

4

前立腺がん治療の実際

Q34 監視療法をすすめられました。なにをするのですか？

進行が遅いこともある前立腺がんに対し、不必要な負担は避け、生活の質を保つための治療法が、監視療法です。進行のリスクが低いと考えられる場合、しばらく様子をみて、がんが広がっていく危険性が高まった段階で積極的な治療を始めるようにすれば、本当に治療が必要な人だけが必要な治療を受けられるようになります。

様子をみるというのは、「なにもしない」のとは違います。積極的に治療する必要性の高いがんを見分けるために、「監視」を続けます。

● **定期的な検査**　定期的にPSA検査やMRI検査などを受け、がんの状態を調べていきます。悪化していると判断されたら、その時点で患者さんの状態をみながら、手術か放射線療法か、ホルモン療法を始めるかなど、新たな対処法を検討します。

● **生涯にわたって続ける**　定期的なチェックは、基本的には生涯にわたって続けていきます。監視療法を選択した人のうち、およそ半数はほかの治療法を始め、残りの半数は監視療法を続けたまま、別の要因で亡くなっていると報告されています。

● 無治療のまま寿命を全うできることも

監視療法の対象になるのは、基本的には

監視療法の進め方

必要のない治療を避け、必要な段階で治療を開始するために「監視」を続けていきます。

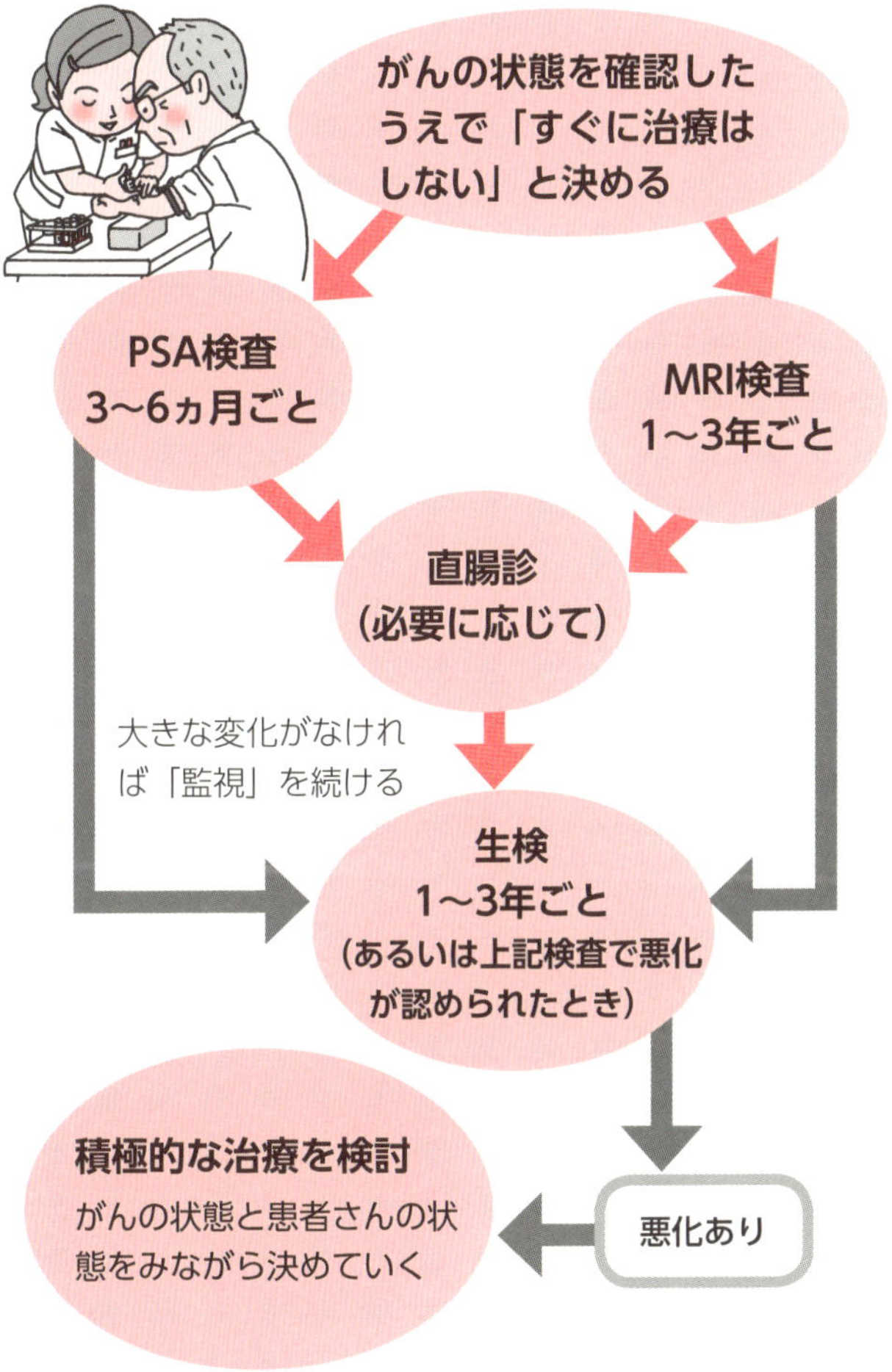

低リスクの限局がんです。低リスクの基準からははずれますが、グリソンスコアが7でも悪性度の低い組織像が占める割合が多く、ほかの基準も満たしている場合には、監視療法の対象になることはあります。

年齢が高ければ、低リスクのがんを積極的に治療した場合と、監視療法を続けた場合で、生存率は変わらないと報告されています。高齢で、積極的な治療法がもたらす負担が大きいと考えられる患者さんであれば、有力な選択肢です。

●途中で方針を変更してもよい

がんが存在し続けることに不安を感じるようになる人もいます。患者さんの健康状態がよければ、がんの状態に大きな変化はなくても、手術や放射線療法に切り替えることもできます。

▼監視療法の対象になる条件

- □ グリソンスコア6（7なら3＋4）以下
- □ 生検で採取した組織のうち、がんが見つかったのは 2 本以下
- □ PSA 値が 10 以下
- □ PSA 密度が 0.2 未満
- □ T 分類は T2 以下
- □ 悪性度の高い組織像がみられない

スタート時にこの条件が満たされていない場合には、短期間のうちになんらかの治療が必要になる可能性がある

Q35 前立腺がんの手術について教えてください

前立腺がんの手術は、がんが前立腺内にとどまっていて、患者さん自身に手術に耐えられる体力がある場合に根治を目指しておこなわれる治療法です。

●前立腺を丸ごと切除する 前立腺がんの手術では、前立腺全摘除術が実施されます（→Q36）。前立腺の組織を取り去るので、術後、PSAは激減します。「治った」という実感を得やすい一方で、排尿や射精にかかわる前立腺がなくなるため、排尿障害や性機能障害が起きてくることは避けられません。ただし、排尿障害については一過性のものであり、性機能障害に対する治療法もあります（→5章）。

●入院前に全身の健康状態をチェック 手術を希望する場合には、手術前の準備として全身の健康状態をチェックしていきます。これは入院前に済ませておきます。手術で大量の出血があったときに自己血輸血できるよう、事前に採血して保存しておくこともあります。

●入院期間は1〜2週間程度　手術法にもよりますが入院期間は1〜2週間程度、手術日の1〜2日前に入院するのが一般的です。手術中は全身麻酔をかけるので痛みは感じません。硬膜外麻酔を併用することもあります。

近年、おなかを大きく切り開くことなく手術する方法が普及し、高齢でも手術を選択する人がみられるようになっています。しかし、全身麻酔や入院を要する治療法であることに変わりはありません。入院生活をきっかけに活動量が減り、体力の低下が進むおそれもある点は十分留意しておきましょう。

▼麻酔のタイプ

全身麻酔

麻酔薬を点滴したり、吸入したりする。
意識がなくなるので痛みを感じない

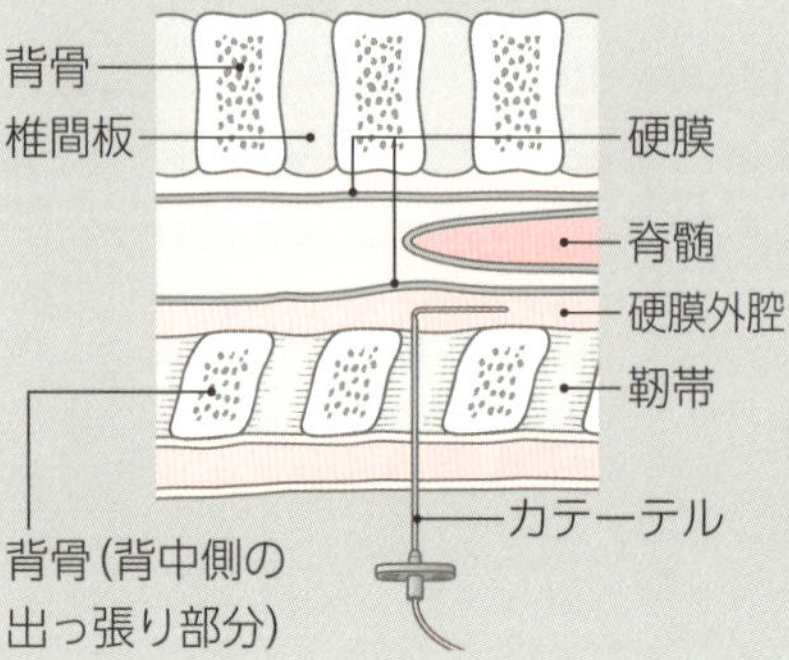

硬膜外麻酔

脊髄を包む膜の外側に入れたカテーテルから麻酔薬を注入し、脊髄やその周辺の神経を麻痺させる。術後の痛み止めにも使われる。意識は保たれるが痛みの信号が伝わらず、痛みを感じない

Q36 手術では前立腺だけ切除するのですか？

前立腺がんの場合、腫瘍《しゅよう》が小さくても、手術では前立腺をすべて取り除くことになります。もともとクルミ大の小さな器官であり、腫瘍の周囲に目には見えない小さながん細胞が残っている可能性もありますから、前立腺は全摘するのです。

前立腺全摘除術といわれますが、**前立腺だけでなく、前立腺につながっている精嚢《せいのう》や射精管、膀胱頸部《ぼうこうけいぶ》の一部も切除**します。低リスクであれば、リンパ節の切除（リンパ節郭清《かくせい》）は必要ありません。しかし、中間リスク以上であれば前立腺周囲のリンパ節を広めに切除するのが一般的です。手術前の画像検査などで、「リンパ節転移はない」と診断されていても、術後の病理検査でリンパ節への転移が見つかることもあります。

前立腺のすぐそばには勃起にかかわる神経が通っています。性機能を残す必要がなければ前立腺とともに切除されていましたが、最近、神経の一部は外尿道括約筋にもつながっているという考え方があります。勃起障害を防ぐためだけでなく、括約筋の働きを保つためにも、神経はできるかぎり残す、がんが神経のそばにあってすべて残すことができない場合でも、少しでも神経を残して手術するようになってきています（神経温存術）。

前立腺を取り除いたら、膀胱と尿道をつなぎ合わせます。自然に吸収される糸を使用するので、抜糸の必要はありません。

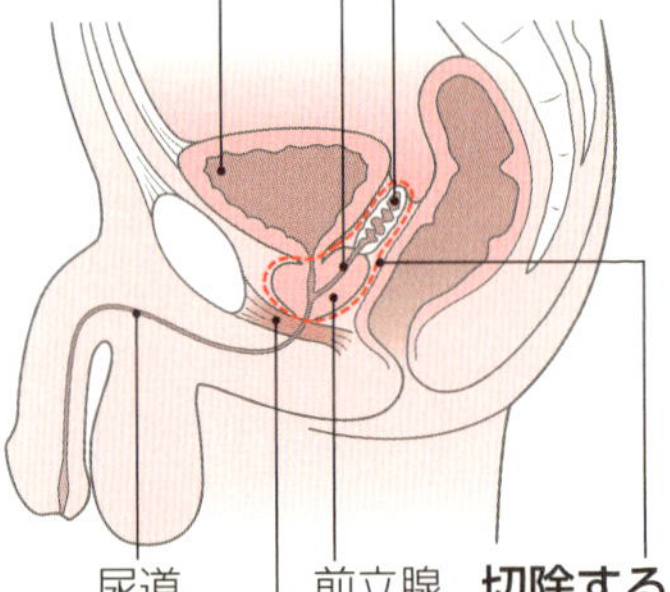

術後数日間は尿道にカテーテルを入れておきます。膀胱の中でバルーンをふくらませるので、尿もれが防げます。つなぎ合わせた傷が落ち着いてきたら、カテーテルを抜きます。カテーテルを抜いたあと、しばらく尿もれが起きやすくなりますが、外尿道括約筋は残っているので、徐々にコントロールできるようになります（→Q56）。

手術後、傷や排尿の状態などを確認し、順調に回復していれば予定どおり退院、回復が遅いようなら入院期間が延長されることもあります。

切除してつなぎ合わせる

手術では、前立腺全摘除術が実施されます。前立腺とその周囲を切除し、膀胱と尿道をつなぎ合わせます。

切除する

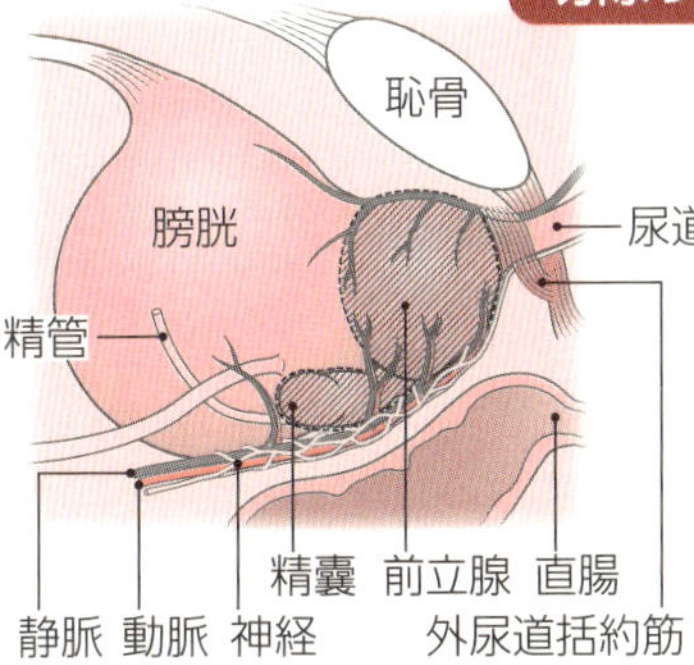

斜線部分を切除する。勃起にかかわる神経を残せるかどうかは、がんの状態しだい

中間リスク以上なら前立腺周囲のリンパ節も切除する

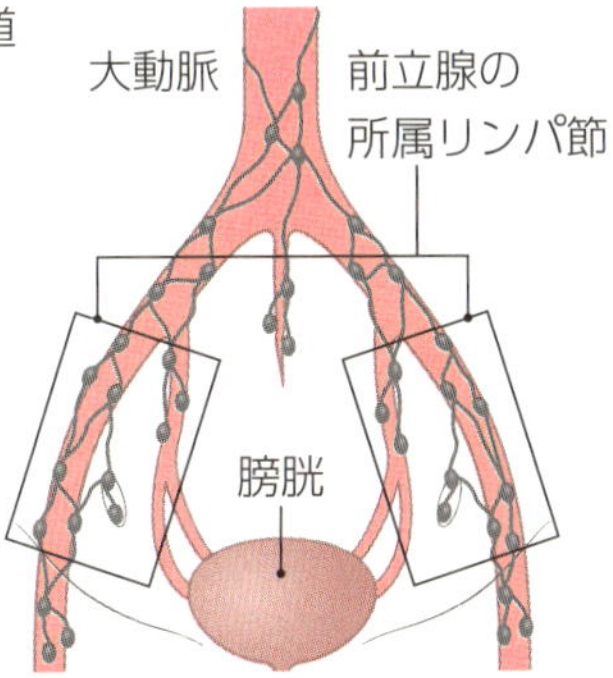

つなぎ合わせる

つなぎ合わせた傷が落ち着いてきたらバルーン付きのカテーテルは抜去する

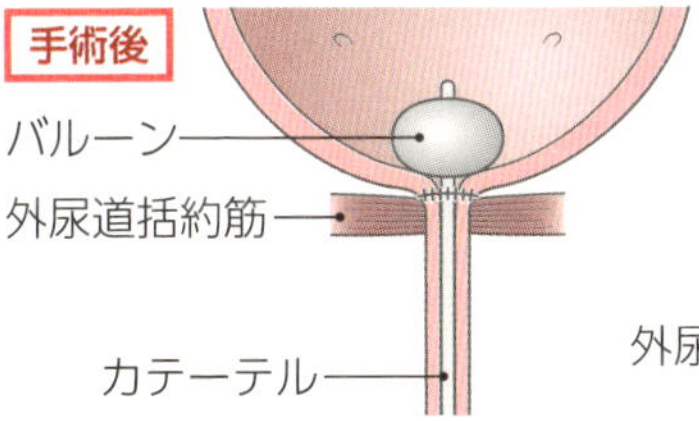

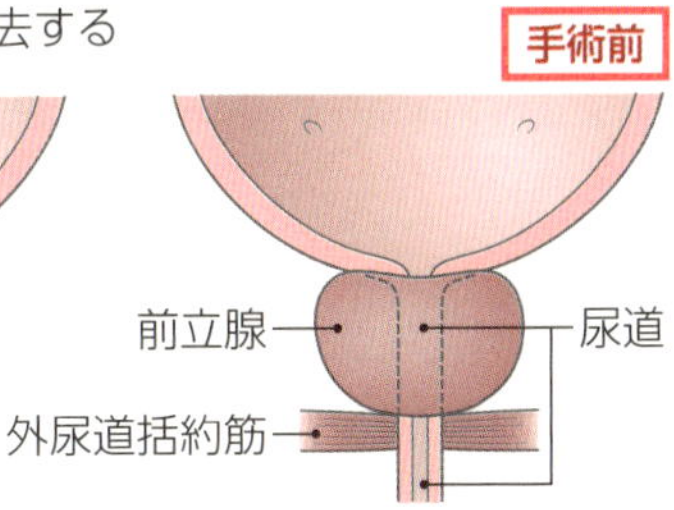

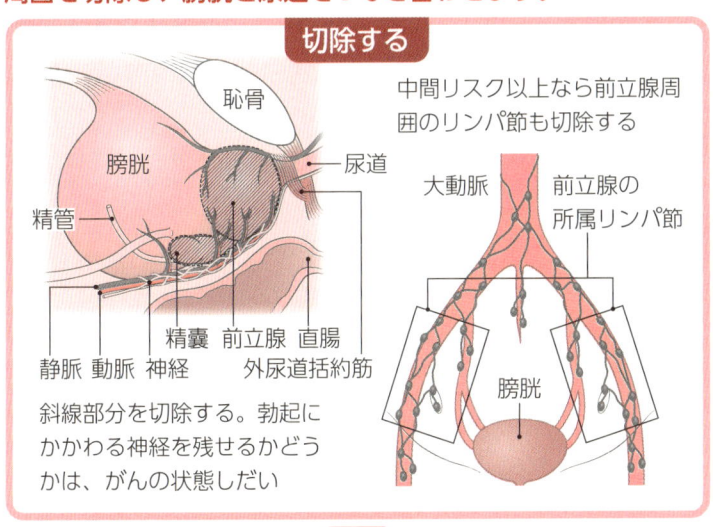

Q37
開腹・腹腔鏡下・ロボット支援手術の違いを教えてください

前立腺がんの手術方法は、下腹部を切開しておこなう開腹手術と、おなかに開けた穴からカメラ（腹腔鏡）と器具を入れ、モニターに映し出された画像を確認しながらおこなう腹腔鏡下手術の2つに大別されます。近年、多くの医療機関で導入されているロボット支援手術（ロボット支援前立腺全摘除術）は、手術支援ロボットを使用しますが、手術の内容自体は腹腔鏡下手術と同様です。

どの手術方法も治療成績に違いはありませんが、それぞれに特徴があります。

● **開腹手術**　体の表面を切開し、医師が自分の目で確認しながら手術を進めていきます。おへその下から恥骨にかけて切開する方法（恥骨後式《こうしき》）と、陰嚢《いんのう》と肛門の間の会《え》陰《いん》部を切開する方法（会陰式）があります。恥骨後式はおなかを大きく開きますが、傷を半分程度に抑え、手術器具といっしょに内視鏡を入れて手術する方法もあります（小切開手術）。

● **腹腔鏡下手術**　下腹部を5ヵ所ほど小さく切開した穴から、腹腔鏡や鉗子《かんし》を入れて手術します。傷が小さいことから体への負担は開腹手術より軽く、出血も少なめです。おなかの中の様子を拡大して確認できるので、神経温存術などの細かな手術にも適しています。

▼開腹手術

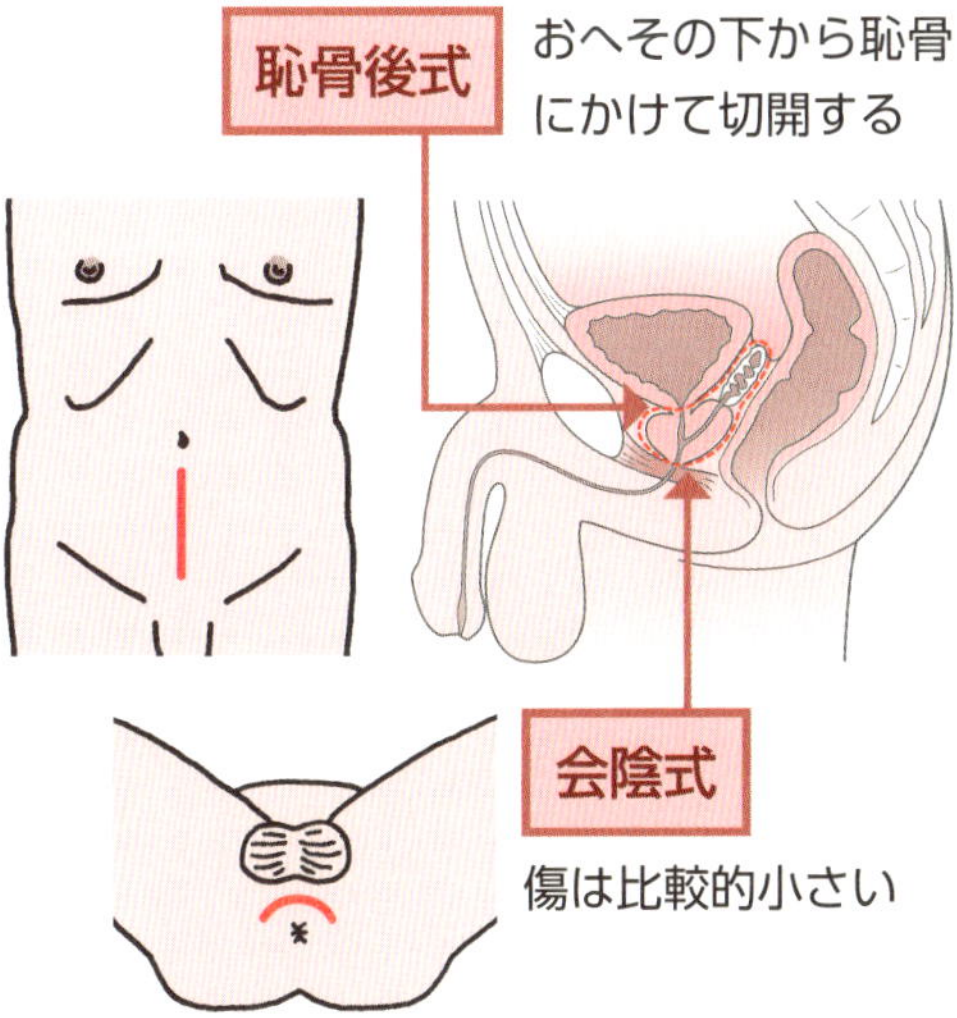
恥骨後式
おへその下から恥骨にかけて切開する
会陰式
傷は比較的小さい

▼腹腔鏡下手術

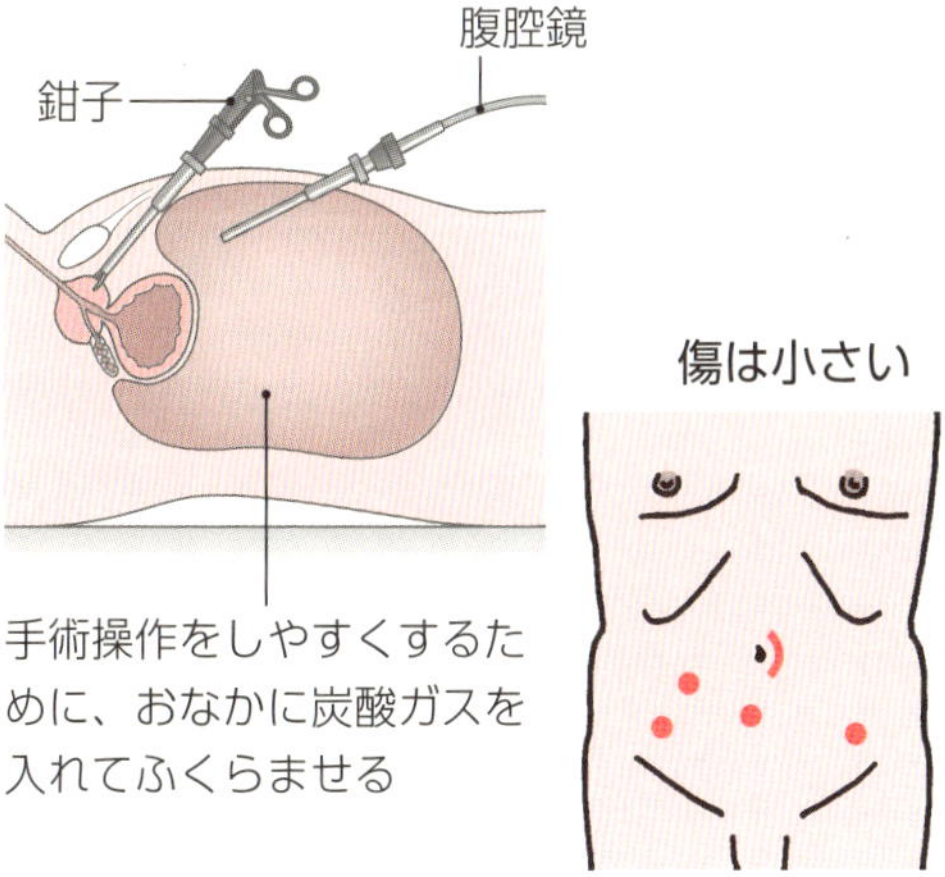
腹腔鏡
鉗子
手術操作をしやすくするために、おなかに炭酸ガスを入れてふくらませる
傷は小さい

ロボット支援手術　手術支援ロボット（ダビンチなど）を使用する手術法で、ロボット支援前立腺全摘除術に保険が適用されるようになった2012年以降、急速に普及しました。腹腔鏡下手術と同様におなかに複数の穴をあけ、執刀医は腹腔鏡がとらえた三次元映像を見ながら遠隔操作します。その手の動きがロボットアームで再現され、手術がおこなわれます。

　傷が小さく、出血量が少なめで、開腹手術に比べて術後の回復が早いことから、以前にくらべ、より高齢の患者さんが手術を選択する例もみられるようになってきています。

▼手術支援ロボット（ダビンチ）のしくみ

ビジョンカート
医療スタッフの確認用モニター。腹腔鏡でとらえたおなかの中の映像が映し出される

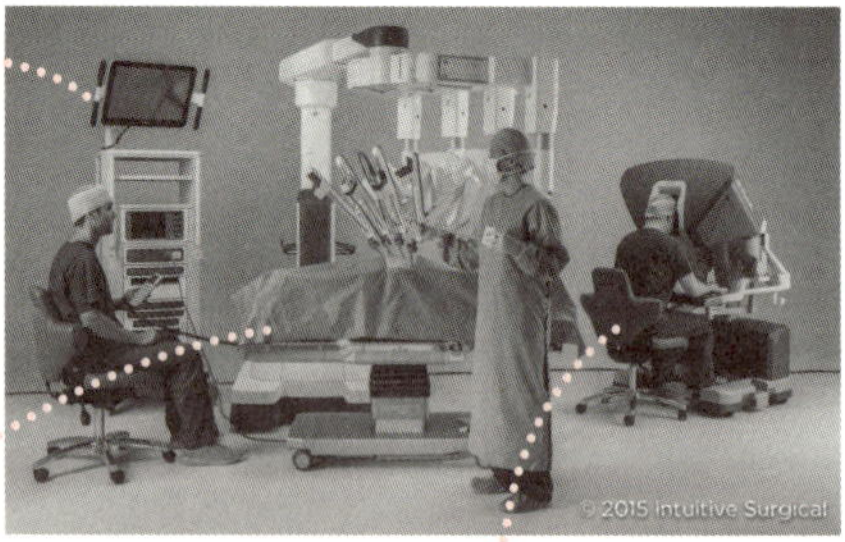

ペイシェントカート
患者が横たわるところ。おなかに入れた5～6ヵ所のポート（器具）から、鉗子やメスを装着したロボットアームや腹腔鏡が挿入される

サージョンコンソール
医師が遠隔操作をおこなうところ。医師は画面で確認しながら手元のコントローラーを操作。その動きがロボットアームの動きに反映される

各手術法の特徴

医療機関・医師によって得意とする方法は異なります。

	特徴	手術時間	入院期間*	手術にかかる費用
開腹手術	●恥骨後式はおなかを大きく開く（15～20cm）ので、リンパ節の切除などが確実におこなえる ●ガスを入れないので気腹圧がかからず、傷も大きいため出血量が多い ●小切開手術や会陰式をおこなう医療機関は少ない	2～4時間	1～2週間程度	●いずれも保険の適用がある ●保険点数は開腹手術より腹腔鏡下手術、ロボット支援手術のほうが高いが、高額療養費制度が利用できるため、自己負担額は収入に応じて決められる上限を超えることはない ●手術代のほか、検査代や薬代、入院費用などがかかる
腹腔鏡下手術	●傷が小さく、ガスの圧迫効果もあって出血量は少なめ ●開腹手術にくらべて術後の回復が早い ●医師の高度な技術が必要	3～6時間	1週間程度	
ロボット支援手術	●傷が小さく、出血量は少なめ ●開腹手術にくらべて術後の回復が早い ●手術支援ロボットの機器を導入している医療機関でしか受けられない	3～6時間	1週間程度	

＊回復が遅いようなら入院期間は延長される

Q38 手術を受ければ治療は終わりですか？

低リスクの限局がんなら、手術だけでがんは残らず取り切れることが多いのですが、中間リスクや高リスクの場合、目には見えないがん細胞が体内に残っていることもあります。残ったがん細胞が増殖を始めれば、再発という事態が起きてきます。

手術後は、手術で切除した組織を顕微鏡でよく調べます（病理検査）。切除した断端やリンパ節にがん細胞がみられた場合は、再発のリスクを下げるために、手術後、追加の治療を検討します。

● **再発のリスクが高い場合**　放射線療法（外照射療法）を受けたり、ホルモン療法、あるいはその両方を始めたりして、残っているかもしれないがん細胞を攻撃し、その増殖を防ぎます。

● **再発のリスクが低い場合**　前立腺がんの治療は手術で終了です。ただし、しばらくは定期的に通院し、ＰＳＡ値を確認します（→Ｑ61）。

Q39 放射線療法について教えてください

分裂中の細胞に放射線が当たると、細胞の核内にあるDNAが傷つき増殖できなくなります。放射線療法は、このしくみを利用した治療法です。低リスクの患者さんから骨《こつ》転移のある患者さんまで、幅広く活用されています。正常な組織への影響をできるだけ避けるために、さまざまな照射方法が開発されています。

● 照射方法は2つに大別される　前立腺がんに対する放射線療法は、放射線を「内から」当てるか「外から」当てるかで大きく2つに分かれます。どちらかを単独でおこなうだけでなく、2つの方法を併用することもあります。

体の外側から放射線を当てる方法は**外照射療法**といいます。放射線治療用の機器を使い、通常はエックス線を体の外側から病巣に向けて照射します（→Q43）。

前立腺の内側から放射線を当てる方法は**組織内照射療法**といいます。放射線を発する線源を前立腺内に入れ、がんの間近から放射線を当てる方法です。これには、**永久**

挿入密封小線源療法（➡Q40）と、**高線量率組織内照射**（➡Q42）という2つの方法があります。いずれも皮膚やほかの臓器を通らず、前立腺内のがん細胞に直接放射線を届けられるため、外側から照射するより周囲の臓器に及ぼす影響は少なく、効率的にがんを攻撃できます。

前立腺がんに対する放射線療法は、照射方法だけでなく目的も多様です。目的により、具体的な方法や治療の進め方は変わります。がんの状態、患者さんの状態をみながら、目的に合った方法が選択されます。

● **早期のがんなら根治を目指せる** 低リスクの限局がんなら組織内照射療法だけで根治が望めます。手術と同等の治療効果が

▼放射線療法の種類

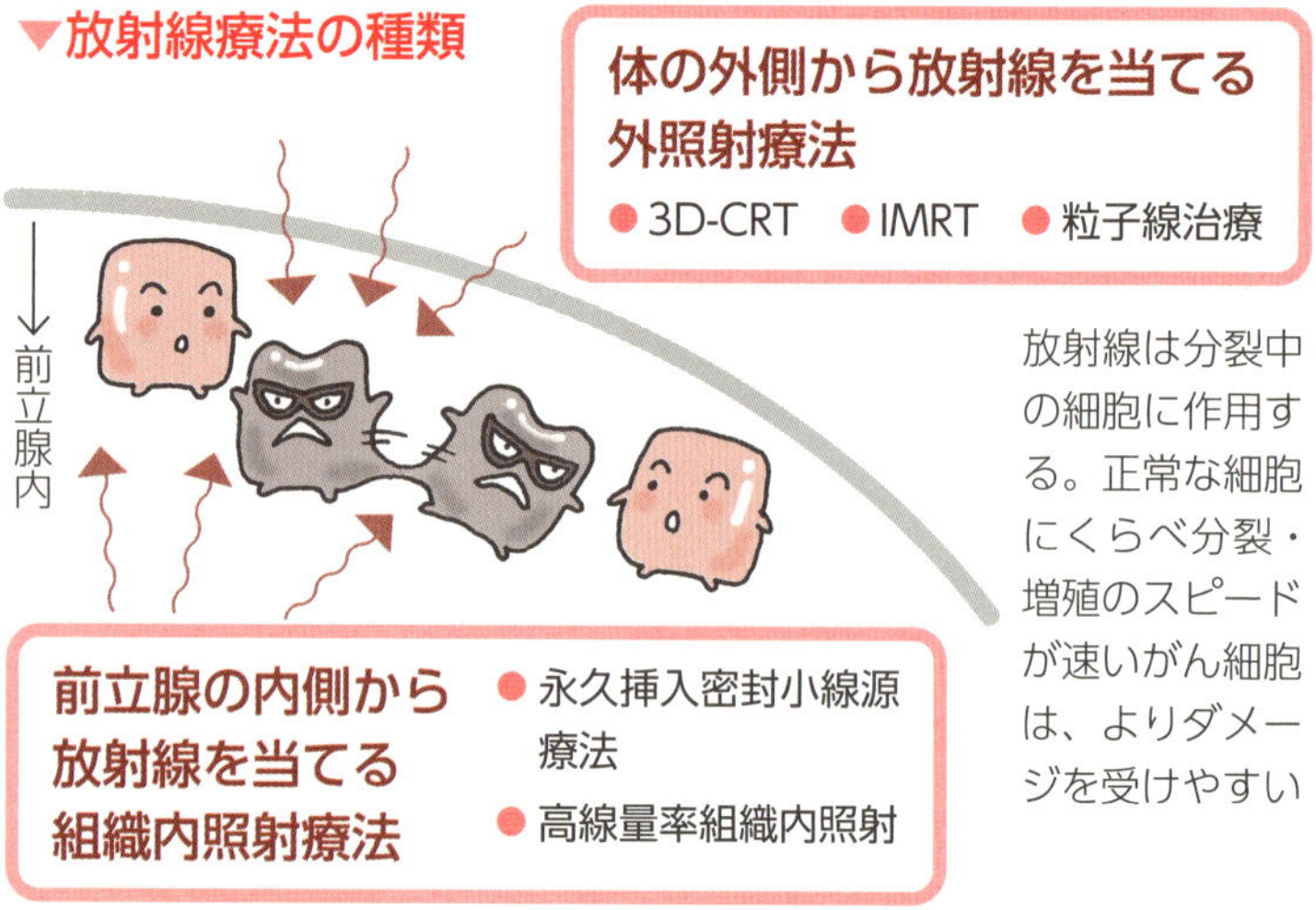

放射線は分裂中の細胞に作用する。正常な細胞にくらべ分裂・増殖のスピードが速いがん細胞は、よりダメージを受けやすい

認められています。ただし、手術のように一度にがんが取り除かれるわけではないので、PSA値の下がり方はゆるやかです。また、手術にくらべて体への負担が軽いというイメージがあるかもしれませんが、負担がまったくないともいえません。治療に伴う合併症もある点は、留意しておきましょう（→Q58）。

●ほかの方法と組み合わせることも　中間リスク以上であれば、異なる照射方法やホルモン療法を併用することがあります。ただし、治療の負担が大きくなるため、慎重な判断が必要です。

●痛みをやわらげるために　進行した前立腺がんで起こりやすい骨転移により強い痛みが現れた場合、転移した箇所が限られていれば、そこに放射線を当てることで痛みの緩和が期待できます。

●手術後に再発したがんの治療に　手術後、局所再発が疑われた場合、前立腺があったところに放射線を当てることがあります。放射線療法後の場合、原則として同じ部位への再照射はできないため多くはホルモン療法で対処しますが、条件が合えば手術することもあります。こうした場合の手術は救済手術といいます。

▼組み合わせの例

内照射 ↔ 外照射

ホルモン療法 → 放射線療法 → ホルモン療法

手術 → 放射線療法

放射線療法 → ホルモン療法 （ときに救済手術）

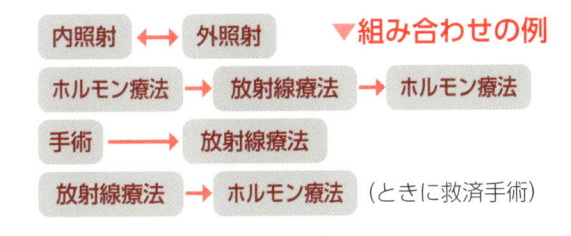

Q40

永久挿入密封小線源療法とは?

前立腺の中に線源を置き、病巣のすぐそばから放射線を照射する組織内照射のうち、よくおこなわれているのが永久挿入密封小線源療法（小線源療法）で、根治を目指す場合の治療法です。比較的弱めの放射線を出すヨウ素125を線源とし、ごく小さな線源を50〜100個、前立腺内に埋め込んでそのままにしておきます。

●**入院し、線源を埋め込むための手術を受ける**　腰椎麻酔をしたあと、会陰《えいん》部から前立腺内に十数本の針（アプリケーター針）を刺し、その針の中を通して、ヨウ素125が密封されたシード線源を1個ずつ前立腺内に埋め込んでいきます。シード線源はその名のとおり種（シード）のように小さなもので、数本ずつ連結されているものもあります。手術自体は1時間程度で終わりますが、3〜4日ほど入院します。

●**線源を埋め込んだまま、通常の生活を送る**　退院後は3ヵ月に1回、PSA値をチェックしていきます。生活面で制限するべきことはとくにありません。頻尿や尿の出にくさなどが現れることもありますが、多くは3ヵ月までがピークで、その後改善していきます（→Q58）。シード線源が出す放射線量は60日ごとに半減。1年後にはほとんど放射線を出さなくなりますが、線源は取り出さず埋めたままにしておきます。

● がんの状態によっては、外照射を追加することも　高リスクのがんや、中間リスクでも再発リスクが高めと考えられる場合には、通院による外照射療法を追加したり、一定期間、ホルモン療法を追加したりすることもあります。

小線源療法の進め方

線源を埋め込む際は短期間の入院が必要になります。

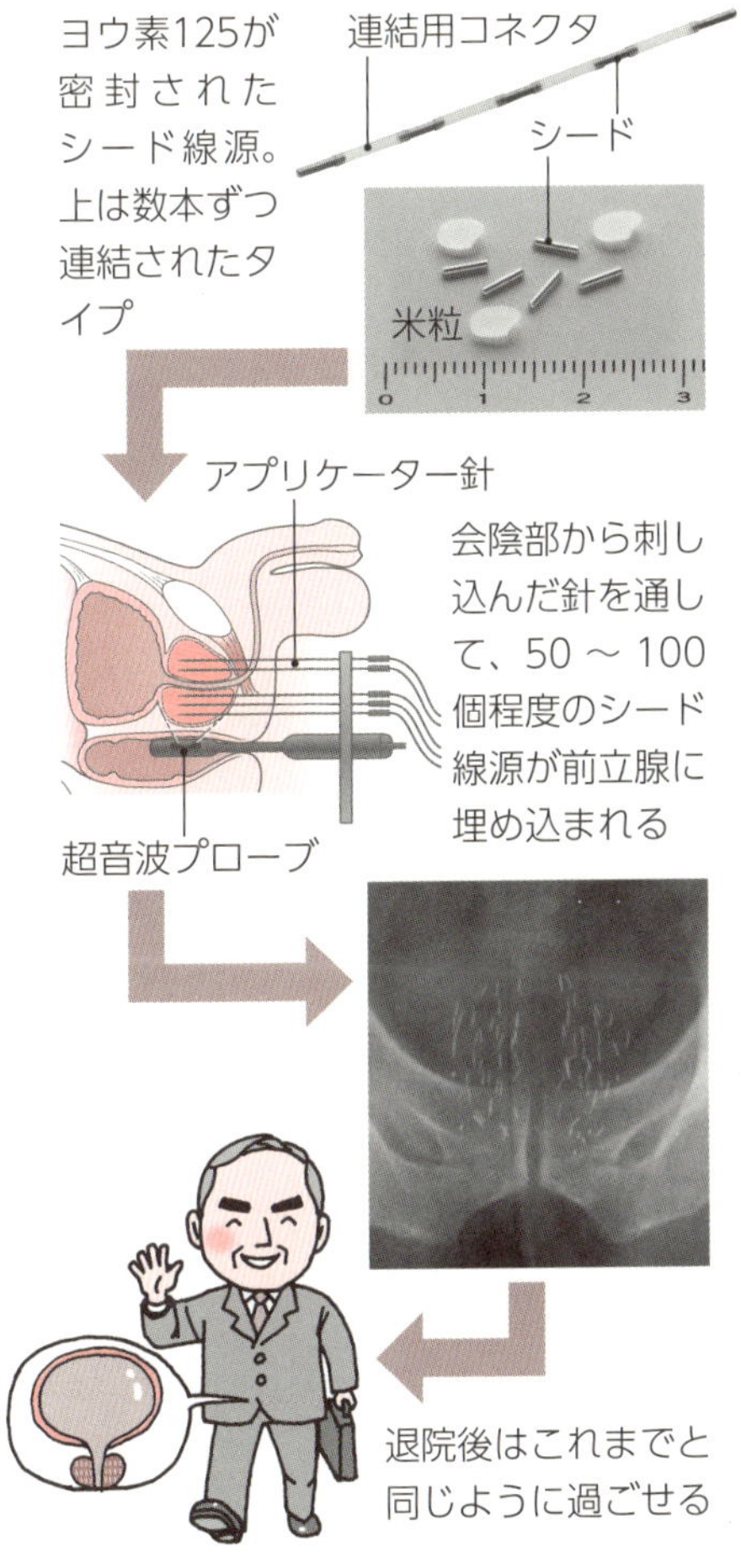

会陰部から刺し込んだ針を通して、50 ～ 100個程度のシード線源が前立腺に埋め込まれる

退院後はこれまでと同じように過ごせる

Q41 埋め込んだ線源で周囲の人を被曝させるおそれは？

小線源療法で埋め込んだ線源が発する放射線は、ほとんどが前立腺内で吸収されてしまうので、患者さんのそばにいる人が被曝するなどということはまず起きません。治療前と同じように生活できます。

ただし、念のため埋め込み後1～2ヵ月間は、乳幼児を長時間ひざに乗せたり、妊婦さんの間近で長時間過ごしたりするようなことは避けましょう。

埋め込みから間もない時期は、まれですが精液中にシード線源が排泄されることがあります。性交渉の再開時期は医師に相談してください。また、しばらくはコンドームを使用するようにします。

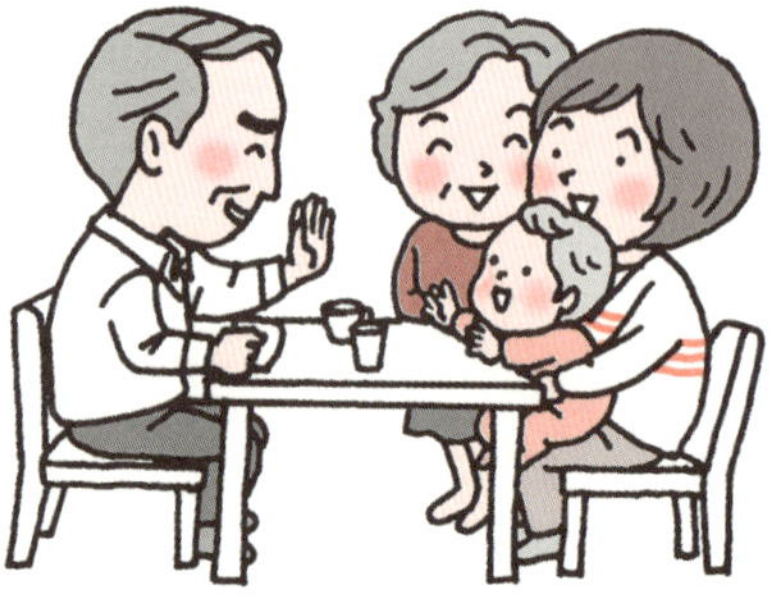

テーブルを囲むくらいの距離なら、乳幼児への影響もない

Q42 高線量率組織内照射とはどのような方法ですか？

イリジウム192という強めの放射線を出す線源を一時的に前立腺内に入れて、より高線量の放射線を照射する方法です。

●照射を受けるために入院　小線源療法と同様にアプリケーター針を刺し、そこからカプセル状の線源をコンピュータ管理で瞬間的に出し入れして放射線を照射します。1回照射したら、数時間空けてもう1回照射をおこなうのが一般的です。この間、アプリケーター針は会陰《えいん》部に留置したままなので、立ち上がったりはできませんが、痛みは麻酔でコントロール可能です。照射がすべて終わったらアプリケーター針を抜きます。問題がなければ入院は2～3日で済むでしょう。

●外部照射を追加することも　再発のリスクが高ければ、退院後、通院による外照射療法を追加します。

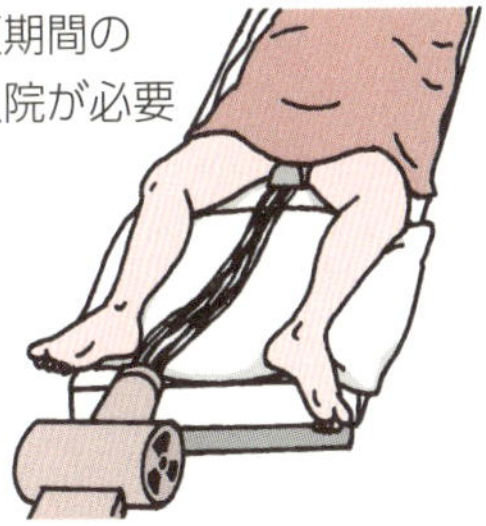

Q43

外照射療法とは？

外照射療法の場合、入院はせず、毎日照射を受けに外来に通うのが一般的です。高リスクの患者さんの場合は、原則としてホルモン療法を併用します。ホルモン療法を放射線照射開始前におこない、照射終了後も、必要に応じてホルモン療法を追加することになります。

治療計画を立てる　画像検査で前立腺の形や大きさ、がんの形や位置などを把握し、病巣に最も効率よく放射線が当たるよう、照射方向や角度が決められます。

毎日少しずつ照射を受ける　放射線量の単位を「グレイ」といいます。外照射では、合計で70～80グレイほどの放射線が照射されます。しかし、一度に大量の放射線を当てると、がんだけでなく正常な細胞へのダメージも大きくなってしまいます。そ

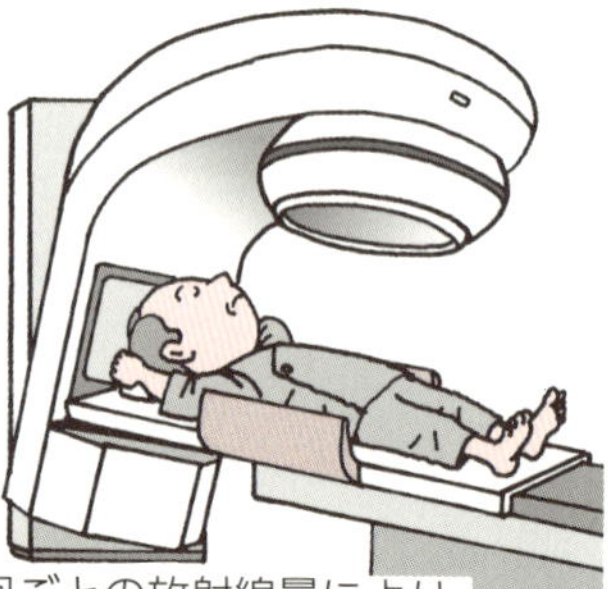

1回ごとの放射線量により、必要な照射回数は変わる

こで、何回にも分け、合計で目標の線量になるように毎日少しずつ照射していきます。1回2グレイであれば、週5日のペースで7～8週間の通院が必要になります。

● **的を絞って合併症を減らす**　体の外側から放射線を照射するため、前立腺だけでなくまわりの組織にも放射線が当たってしまいます。しかし近年は、照射する放射線の方向や角度、強さなどを調整し、前立腺に集中させる工夫が進んでいます。

たとえば**3D-CRT（三次元原体照射）**は、CT、MRI、PETなどの画像をコンピュータで解析し、前立腺や周囲の組織を立体的に再現した情報をもとに、前立腺や精嚢《せいのう》にターゲットを絞って照射をおこなう方法です。**IMRT（強度変調放射線治療）**では、専用のコンピュータを使い、照射する放

▼ IMRT

放射線強度を細かく調整。周囲の組織に当たる線量はより少なく、病巣に当てる線量はより高くできる

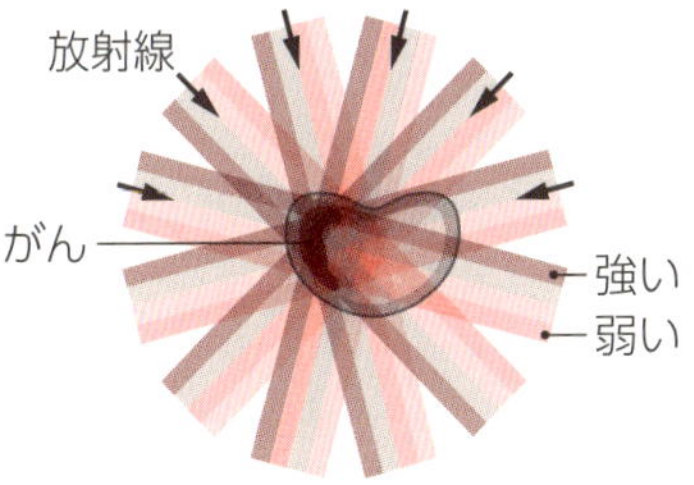

▼ 3D-CRT

病巣があるところに放射線が重なるように、多方向から均一な強さの放射線を照射する

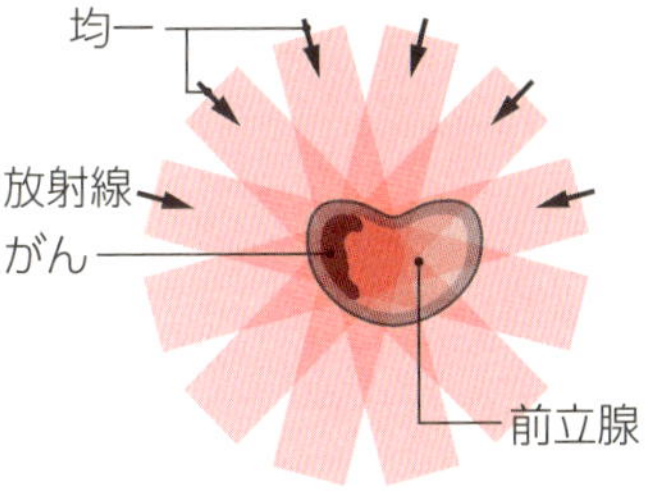

射線の強度を細かく調整しながら照射をおこないます。トモセラピーというIMRT専用の治療機器もあります。

多くの医療機関で、高エネルギーのエックス線を多方向から照射できるリニアック（直線加速器）という装置が使われています。3D-CRTもIMRTも実施には専用のコンピュータが必要ですが、照射自体はリニアックが使用されます。

●照射回数を減らす試みも

1回の照射にかかる時間は15〜30分程度。患者さんは治療機器の上に横たわっているだけで済み、痛みもありません。しかし、照射を受けに連日通院することに負担を感じる患者さんも少なくありません。そこで1回の線量を従来の方法より増やし、照射回数を減らす工夫も考えられています。

現在、限局性前立腺がんに対しては、サイバーナイフという、放射線を多方向から一点に集中して当てることができる特殊な装置を用いてがんの病巣を治療する方法（体幹部定位放射線治療）が保険適用となっています。実施施設は限られていますが、この方法なら、合計5回という少ない回数で治療が完了します。1回ごとの線量が多いほうが治療効果は高いともいわれます。的を絞って照射すれば、副作用が大きく強まることはないようです。

Q44 陽子線治療、重粒子線治療とは？

重粒子や陽子を光速に近いスピードに加速して照射する方法で、粒子線治療ともいわれます。**広い意味では放射線療法の一種**で、1回ごとの線量により照射回数は変わる点も、通常の放射線療法と同じです。体の深部にあるがんに集中的に照射できるため、周囲の臓器への影響を最小限に抑えられます。

転移のない限局性及び局所進行性前立腺がんに対しては、陽子線治療も重粒子線治療も保険適用が認められています。ただし、大規模な設備を必要とするため、実施している医療機関は全国二十数ヵ所に限られています。

▼各放射線の線量の変化

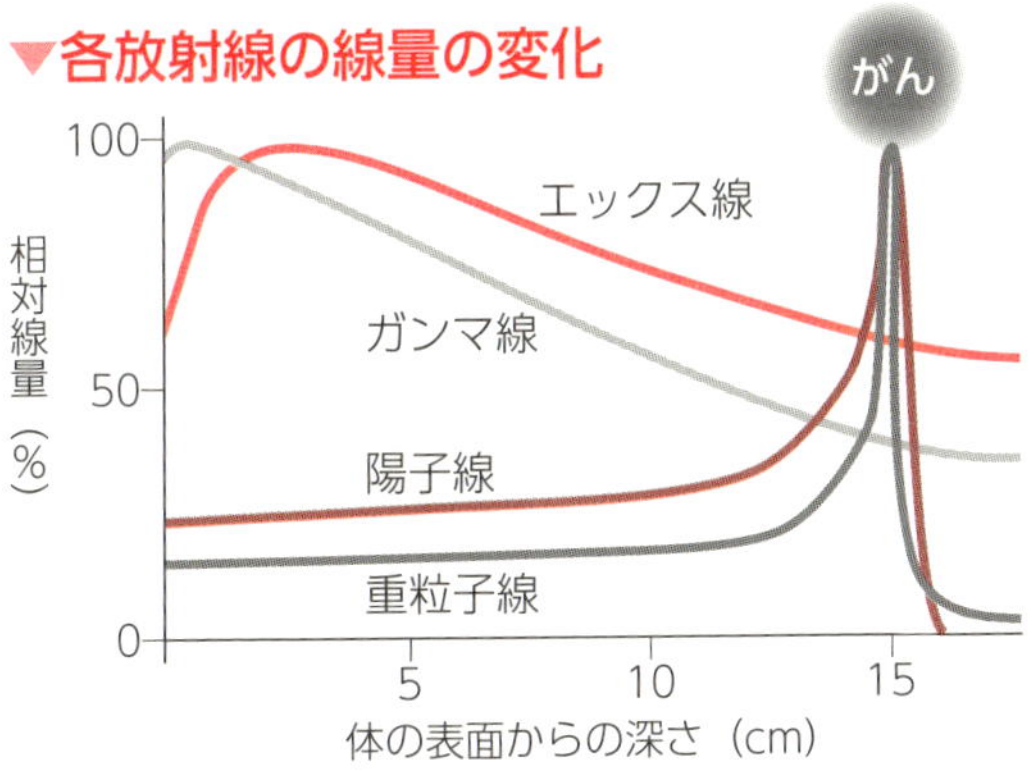

（放射線医学総合研究所資料による）

Q45 フォーカルセラピーとはなんですか？

従来からの治療法の考え方は、「全部する」か「全部しない」かです。低リスクのがんであっても、治療するとなれば手術では前立腺を丸ごととり、放射線療法なら前立腺全体に放射線が照射されます。負担が大きすぎると判断されれば、がんはそのままにしておきます（監視療法）。これに対し、**「明らかな病巣だけ」を治療しようというのがフォーカルセラピー（局所治療）の考え方**です。前立腺内に限局したがんのみを治療対象とする各種のフォーカルセラピーの試みが始まっています。

● **HIFU《ハイフ》（高密度焦点式超音波療法）**　肛門から超音波プローブを挿入し、検査に用いるときよりはるかに強い超音波を狭い範囲に集中して当てることで高熱を発生させ、がん細胞を焼き切ります。先進医療の承認を受けています。

● **マイクロ波焼灼《しょうしゃく》・凝固療法**　病巣近くに電極を挿入し、マイクロ波を当てて焼き固める方法もあり、先進医療となっています。

●凍結療法　会《え》陰《いん》部から病巣周囲に特殊な針を数本挿入、高圧アルゴンガスを注入します。ガスは圧力の低下とともに温度が下がり周囲をマイナス40度にまで冷却。その後へリウムガスを注入すると、急速に解凍する際にがん細胞の壊死が起こります。

いずれにしろ無治療の部分が残るため、従来の方法より根治性は劣る可能性はありますが、体力面から根治的な治療を受けにくい人の選択肢は広がるでしょう。根治というより病気のコントロールに重点をおくという新しい考え方に基づく治療法です。小線源療法で、線源を病巣にだけ入れる方法をフォーカルセラピーとしておこなう施設もあります。

今のところ、フォーカルセラピーを実施している医療機関は一部に限られています。小線源療法以外の方法に保険は適用されません。先進医療とされている場合には、診察料、検査料などには保険が適用されますが、治療にかかる費用（数十万～百数十万円）の全額は自己負担となります。

▼フォーカルセラピーのいろいろ

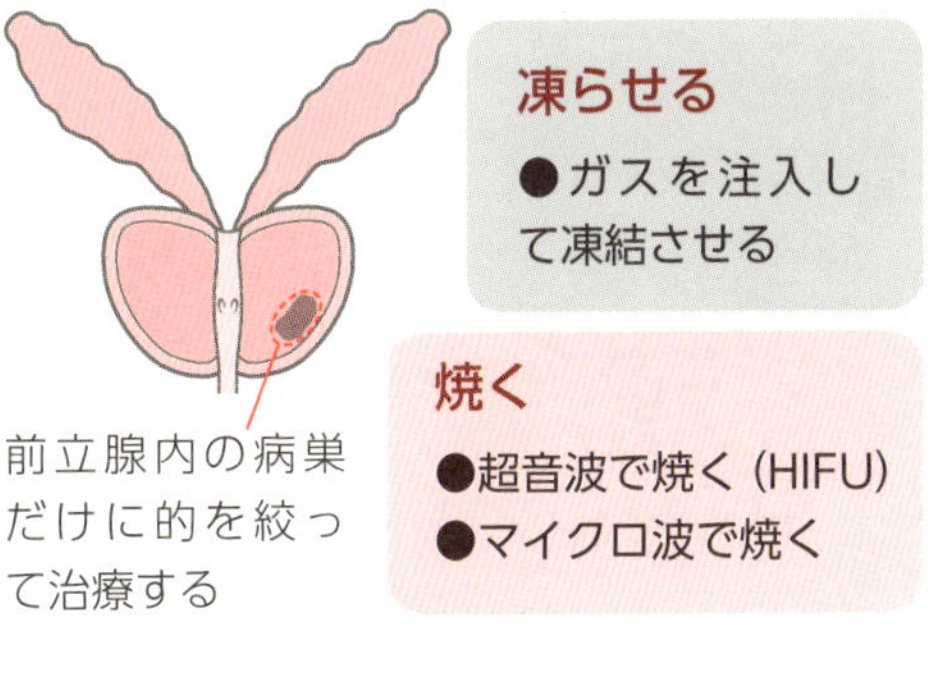

Q46

ホルモン療法はどんなときにおこなわれますか？

男性機能に深くかかわる男性ホルモンには、前立腺がんの増殖を促す面があります。男性ホルモンにはいくつかの種類があり、アンドロゲンと総称されます。前立腺のがん細胞にはアンドロゲン受容体があり、ここに男性ホルモンが結合すると増殖が促されるのです。ホルモン療法は、男性ホルモンの分泌や働きを抑えることで、前立腺がんの勢いを弱める治療法です。

男性ホルモンのなかでも作用の強いテストステロンは、脳の指令を受け精巣から分泌されます。精巣を切除する去勢手術を受ければ男性ホルモンの大半は分泌されなくなりますが、現在は薬を用いたホルモン療法をおこ

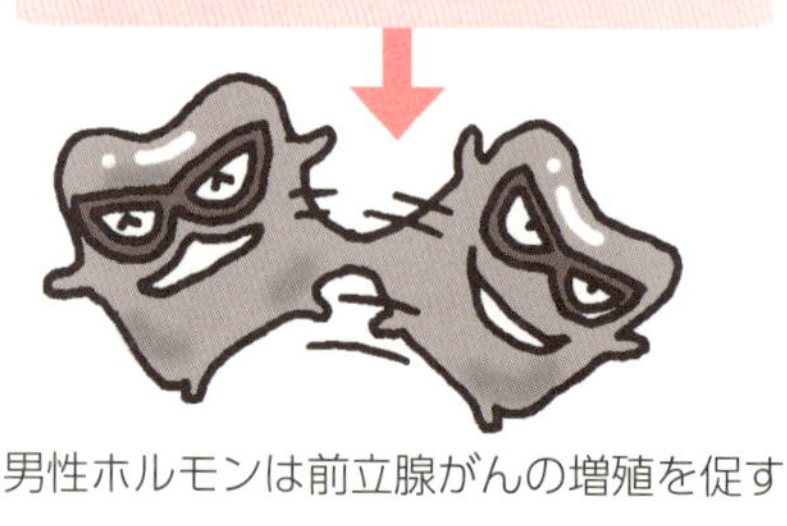

男性ホルモンは前立腺がんの増殖を促す

なう人が大半です。

●転移が見つかった　診断時にすでに転移があった、手術後の病理検査でリンパ節転移があることがわかった、手術や放射線療法後、再発・転移したという人は、ホルモン療法を中心に治療します。

●高齢で根治的な治療は難しい　体力面で問題があれば、転移がなくてもホルモン療法を始めることもありますが、ホルモン療法には骨塩《こつえん》量を減らすなどといったデメリットもあります。限局がんでリスクが低めなら開始時期は慎重に検討します。

●前立腺がんの根治を目指す　中間リスクの限局がんや局所進行がんで根治を目指す場合、放射線療法前に3～6ヵ月ほど、放射線療法が完了したあとにも数年間ホルモン療法を続けることで、再発の危険性を減らせます。

●再発の疑いがある　手術や放射線療法を受けたあとＰＳＡ値が再び高くなってきたら、明らかな再発・転移はなくてもホルモン療法を始めることがあります。

　転移がある場合や、使用してきた薬が効かなくなってきた場合には、抗がん剤が併用されることもあります。遺伝子検査の結果、特定の遺伝子変異があるとわかれば、分子標的薬といわれる薬が使えるようにもなってきています（→Q51）。

Q47

ホルモン療法で使われる治療薬の特徴を教えてください

前立腺がんのホルモン療法に使用される薬には、いくつかの種類があります。

●精巣からの男性ホルモンの分泌を止める

精巣からの男性ホルモンは、脳の視床下部から分泌されるホルモン（LH-RH）が下垂体を刺激し、下垂体から分泌されるホルモン（LH）が精巣を刺激することで分泌されます。この流れを止める薬には2つのタイプがあります。**LH-RHアゴニストとLH-RHアンタゴニスト**です。

LH-RHアゴニストは、視床下部が分泌するホルモンと同じように下垂体を刺激し、下垂体は一時的に精巣を刺激するホルモンを過剰に分泌します。この状態が続くうちに下垂体は反応しなくなり、精巣からの男性ホルモンの分泌が止まります。

LH-RHアンタゴニストは下垂体の受容体にくっつき、視床下部が分泌するホルモンを受け取れないようにブロックする薬です。指令が届かないので下垂体は精巣を刺激するホルモンをつくらず、結果的に精巣も男性ホルモンを分泌しなくなります。

男性ホルモンの分泌の流れと薬の効き方

男性ホルモンが分泌され、前立腺のがん細胞に増殖を促すまでのどこで流れを止めるかは、薬の種類によって異なります。

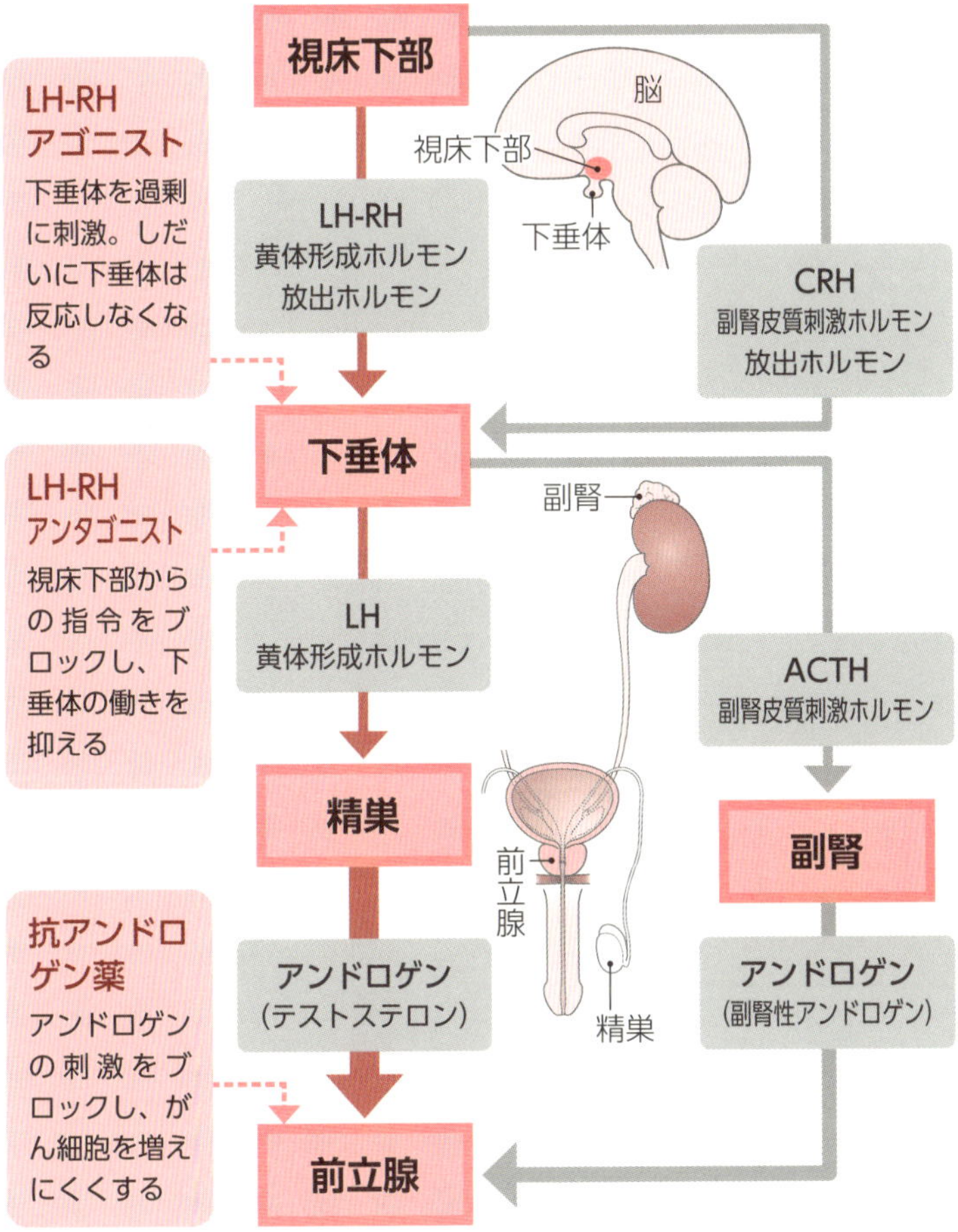

●男性ホルモンの作用を防ぐ　副腎からも少量のアンドロゲンが分泌されています。精巣からの分泌を止めても、男性ホルモンはゼロにはなりません。しかし、がん細胞が男性ホルモンを受け取らなければ、がんの増殖は起こりにくくなります。前立腺細胞がもつアンドロゲン受容体にくっつき、男性ホルモンの刺激をブロックしてがん細胞を増えにくくする薬を**抗アンドロゲン薬**といいます。従来から使用されてきた抗アンドロゲン薬に加え、近年はより強力な**新規抗アンドロゲン薬**も登場し、必要に応じて使われるようになっています（→Q49）。

▼ホルモン療法に使われる基本的な薬

種類		薬剤名	使い方
LH-RHアゴニスト		リュープロレリン酢酸塩（リュープリン） ゴセレリン酢酸塩（ゾラデックス）	1ヵ月に1回、または3～6ヵ月に1回、おなかや肩などに注射する
LH-RH アンタゴニスト		デガレリクス酢酸塩（ゴナックス）	1ヵ月、または3ヵ月に1回、おなかなどに注射する
抗アンドロゲン薬	ステロイド性	クロルマジノン酢酸エステル（プロスタール）	飲み薬。1日1～3回服用する
	非ステロイド性	フルタミド（オダイン） ビカルタミド（カソデックス）	

（カッコ内は主な商品名）

Q48 ホルモン療法の進め方を教えてください

これからホルモン療法を始める場合には、**男性ホルモンの分泌を止めるLH-RHアゴニストか、LH-RHアンタゴニストのどちらかを使用するのが基本**です。いずれも注射薬で、**定期的に受診し、医療機関で注射**してもらいます。

どちらも精巣からの男性ホルモンの分泌を止めますが、LH-RHアゴニストは、使用開始後、一時的に男性ホルモンの分泌量が増えます（→Q47）。がんの進行・転移による症状がすでにある人は症状が悪化することもあるので、LH-RHアンタゴニストを使用するか、LH-RHアゴニストを使うなら抗アンドロゲン薬と併用します。

抗アンドロゲン薬は毎日服用する飲み薬です。注射薬と飲み薬を併用する方法は、CAB療法（コンバインド・アンドロゲン・ブロッケイド療法）と呼ばれ、男性ホルモンの作用をできるだけ減らすことが可能です。LH-RHアゴニストだけでなくLH-RHアンタゴニストと抗アンドロゲン薬を併用することもあります。

抗アンドロゲン薬より作用が強い新規抗アンドロゲン薬は、基本的には初回のホルモン療法が効かなくなってきてから使われます（→Q49）。しかし、ホルモン療法開始時から転移があるとわかっている場合には、はじめから新規抗アンドロゲン薬を併用することもあります。とくに最近は、転移している箇所が多い場合には、最初から新規抗アンドロゲン薬を併用すべきという考え方が優勢で、さらに抗がん剤を併用することもあります。

ホルモン療法中はＰＳＡ値を定期的にはかり、効果のほどを確かめていきます。

ホルモン療法を始めると、発汗、ほてりなどがみられることがあります。体脂肪がつきやすく、乳房がふくらんでくることもあります。長く使い続けると、骨塩《こつえん》量が減り、骨粗しょう症が起こりやすくなったり、糖尿病、高脂血症などが悪化しやすくなったりすることもあります。骨や血管の状態に注意しながら治療を続けるとともに、食事や運動などへの配慮も続けていきましょう。

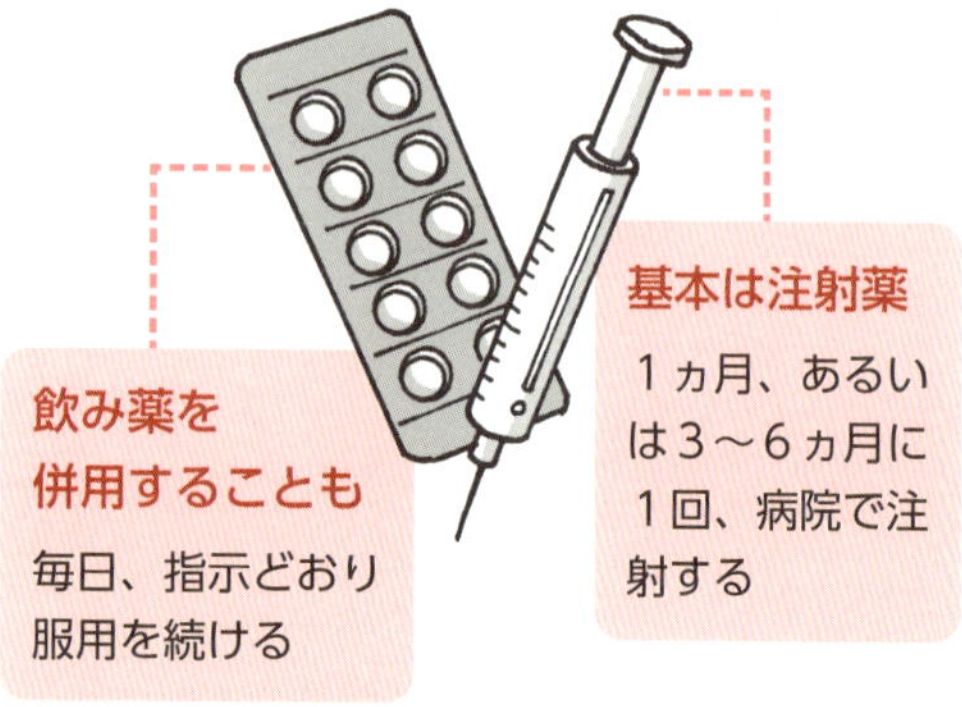
基本は注射薬
1ヵ月、あるいは3～6ヵ月に1回、病院で注射する
飲み薬を併用することも
毎日、指示どおり服用を続ける

Q49 使っている薬が効かなくなってきたら？

男性ホルモンを断たれて勢いがなくなっていたがん細胞は、やがて男性ホルモンなしでも増殖できる性質をもつようになります。こうしたがんを「去勢抵抗性前立腺がん」と呼び、再びがん細胞が増殖を始めた状態を「再燃」といいます。

4週間以上あけて測定したPSA値が、ホルモン療法開始後の最低値から25％以上高くなっており、その幅が2・0ng／mL以上なら、再燃（去勢抵抗性前立腺がん）と判断されます。再燃までの期間は個人差が大きく、

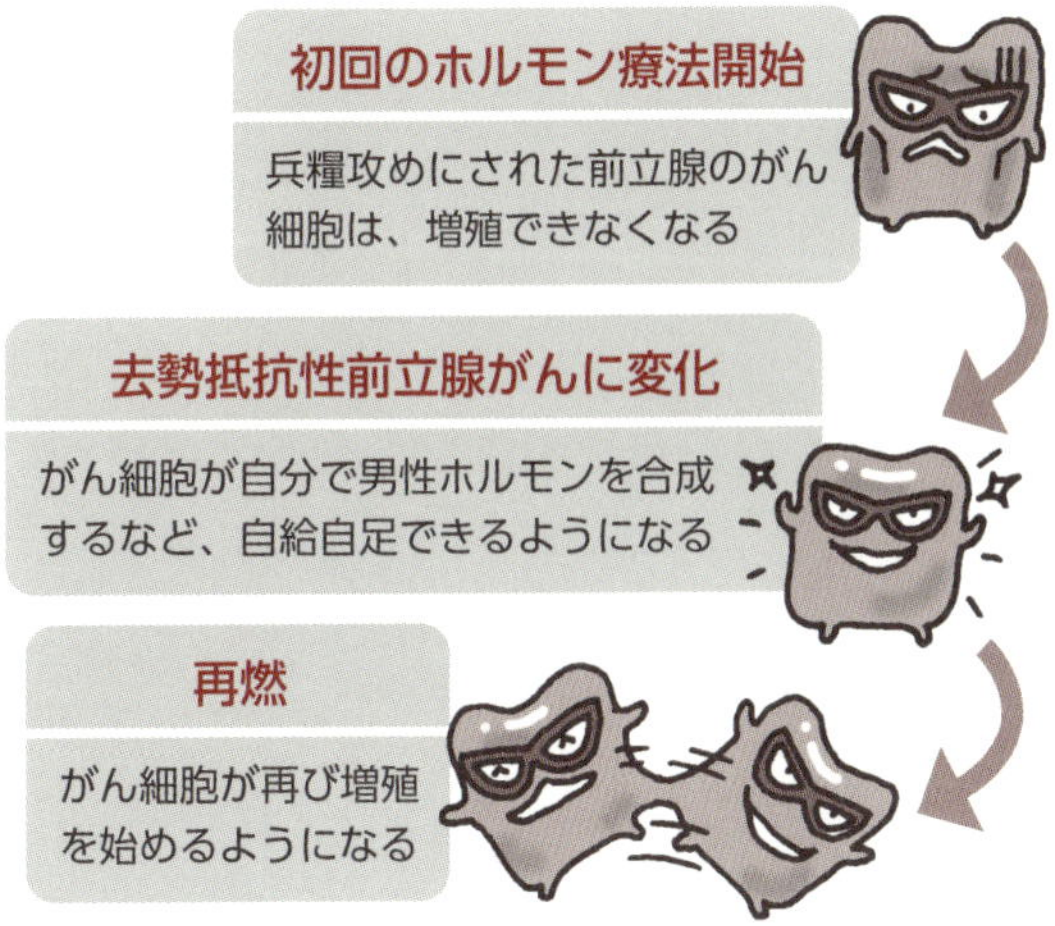
初回のホルモン療法開始
兵糧攻めにされた前立腺のがん細胞は、増殖できなくなる
去勢抵抗性前立腺がんに変化
がん細胞が自分で男性ホルモンを合成するなど、自給自足できるようになる
再燃
がん細胞が再び増殖を始めるようになる

2～3年の人もいれば、10年以上同じ薬でコントロールできている人もいます。

再燃した場合、これまでとは別の薬を追加、あるいはより強力な薬に変更します。

●女性ホルモン薬　従来から使われてきた方法で、男性ホルモンと拮抗する女性ホルモンを増やすことで、男性ホルモンを抑制します。乳房のふくらみなどが出やすい面があります。1日2～3回服用します。

●新規抗アンドロゲン薬　細胞のアンドロゲン受容体に結合し、増殖のサインが伝わるのを防いだり（アンドロゲン受容体シグナル阻害薬）、男性ホルモンの合成にかかわる酵素の働きを防いだりします（CYP17阻害薬）。CYP17阻害薬には、副腎や精巣だけでなく、がん細胞自身が男性ホルモンを合成することを止める作用も期待できます。いずれも毎日服用する内服薬です。

従来の抗アンドロゲン薬にくらべ、強力な作用がある一方、疲労感、消化器症状などが現れやすい面もあります。発疹が現れることもあります。服用開始後、気になる症状が出てきた場合には、必ず医師に伝えましょう。薬の種類を変えるなどの対応が必要になることもあります。

●抗がん剤　これまで併用していなければドセタキセルを、効果が薄ければ同じ系統のカバジタキセルという抗がん剤を3週間に1回、点滴する方法もあります。いずれも延命効果が確認されていますが、骨髄の働きを低下させて白血球が減りやすくなります。副作用を抑えるためステロイド薬（プレドニゾロンなど）を併用します。

特定の遺伝子変異がある人なら、分子標的薬といわれるタイプの薬が効くこともあります（→Q51）。どんな薬をどう使っていくか、主治医とよく相談しながら、自分の状態に合ったものを選んでいきましょう。

▼主に再燃後に使用される薬

（カッコ内は主な商品名）

女性ホルモン薬

- エチニルエストラジオール（プロセキソール）
- エストラムスチン（エストラサイト）：抗がん剤が配合されている。吐き気などが現れることも

抗がん剤

- ドセタキセル（タキソテール）
- カバジタキセル（ジェブタナ）：ドセタキセルと作用機序は同じだが、違う効果が期待できる

新規抗アンドロゲン薬

▼アンドロゲン受容体シグナル阻害薬

- エンザルタミド（イクスタンジ）
- アパルタミド（アーリーダ）
- ダロルタミド（ニュベクオ）

▼CYP17 阻害薬

- アビラテロン（ザイティガ）：副腎の働きが阻害され低カリウム血症を起こすことがあるため、ステロイド薬の併用が必要

Q50 ホルモン療法はやめられますか？

ホルモン療法がよく効き、PSA値が限りなくゼロに近い状態が長く続く場合もあります。何年も治療を続けていれば、患者さんもそれだけ年齢が高くなっていきます。通院がたいへんになってくることも相まって、「もう大丈夫では？」「治療をやめられないか」と考えるようになる人も少なくありません。

実際、**PSA値が下がってきたら休薬し、上がってきたら再開する「間欠《かんけつ》療法」も試みられています**。転移がある人にはすすめられませんが、明らかな転移がなければ試してみてもよいでしょう。休薬期間中もPSA値が比較的低値のままという場合もあります。

ただし、なかにはホルモン療法を休止してすぐにPSA値が急に増え、その後の治療が難しくなる人もいます。ほかの原因で余命わずかなどということでなければ、慎重に考えていきましょう。

Q51 遺伝子変異がある人が使える薬とは？

ホルモン療法が効かずに転移が生じている人のなかには、特定の遺伝子変異がみられる人がいます。遺伝子変異の有無は血液を調べればわかります。

遺伝子検査の結果、**BRCA遺伝子**（→Q22）**に変異があることが明らかになれば、PARP阻害薬というタイプの分子標的薬を使うことができます。**

PARP*には、細胞のDNAの傷を修復する働きがあります。BRCAも同じです。BRCA遺伝子に変異がなければ、PARP阻害薬によりPARPの働きが妨げられても、BRCAがDNAの傷を修復し、細胞の分裂・増殖は続きます。しかし、BRCA遺伝子に変異がみられるがん細胞は、PARPの働きが妨げられると、BRCAも働かないため、がん細胞は増殖できずに死滅していくと期待できるのです。

前立腺がんに対して使用されるPARP阻害薬には、オラパリブ（商品名：リムパーザ）と、タラゾパリブ（商品名：ターゼナ）があります。いずれも内服薬で、1日

*poly ADP-ribose polymerase

2回、もしくは1回服用します。

また、遺伝子の異常の一種である**高頻度マイクロサテライト不安定性がみられる前立腺がんに対しては、ペムブロリズマブ（商品名：キイトルーダ）という点滴薬が使えます。**がん細胞は、血液やリンパ球に含まれる免疫細胞の働きにブレーキをかけるなどしてその攻撃を免れています。ペムブロリズマブは、がん細胞が免疫細胞に対してかけているブレーキを外し、免疫細胞ががん細胞を攻撃できるようにするのです。

いずれもホルモン療法でコントロールできなくなった去勢抵抗性前立腺がんに対する治療薬で、使用にあたっては特定の遺伝子異常が認められていることが前提になります。**遺伝子検査を受けた人のうち、たとえばＢＲＣＡ遺伝子の変異が認められるのは10人に1人ともいわれます。**家族の病歴などから遺伝子変異の可能性があっても、実際にＰＡＲＰ阻害薬を使用できる人は少ないのが現状です。

なお、ＢＲＣＡ遺伝子に変異がある患者さんの場合、血縁者も同じ変異がみられる可能性があります。**遺伝子変異があれば必ずがんになるわけではありませんが、発症リスクは高めと考えられます。**検診は受けておきましょう。**遺伝子変異があったとしても、早めに見つけ、治療することで根治させることは可能です。**

Q52 より新しい治療法などがあれば教えてください

新しい治療法のひとつに、**Lu-177 PSMA治療**があります。前立腺細胞の膜には放射性物質に結合しやすいPSMAというタンパクがみられます（→Q18）。PSMAに結合しやすい放射性薬剤、ルテチウム（Lu-177）を投与し、高線量の放射線をがん細胞に直接照射する治療法で、臨床試験中です（2025年現在）。転移のある前立腺がんに対して効果を発揮することが期待されています。

すでに実用化されている薬や検査法も、使い方が変わってきたりしています。たとえば**新規抗アンドロゲン薬については、去勢抵抗性前立腺がんだけでなく、最初からLH-RHアゴニストと併用する例が増えています**。また、欧米では、近親者の病歴から遺伝的な要因が強いと考えられる場合には、検診目的で遺伝子検査を受け、変異があればPSA検査の開始年齢を早めたり、検査の頻度を高くしたりして早期発見・早期治療につなげようという、過敏ともいえる動きもあります。

Q53 転移があります。治療法は？

発見が遅かった人、治療後に再発・再燃した人などは、転移が起こることもあります。前立腺がんで最も生じやすいのは骨への転移です。がんの骨《こつ》転移といえば、骨が溶けて骨折しやすくなるというイメージがあるかもしれません。しかし、前立腺がんではそうした溶骨性《ようこつせい》の転移ではなく、造骨性《ぞうこつせい》の転移が起こりやすくなります。勝手なところに勝手に骨ができていくイメージです。

▼骨転移が起きやすいところ

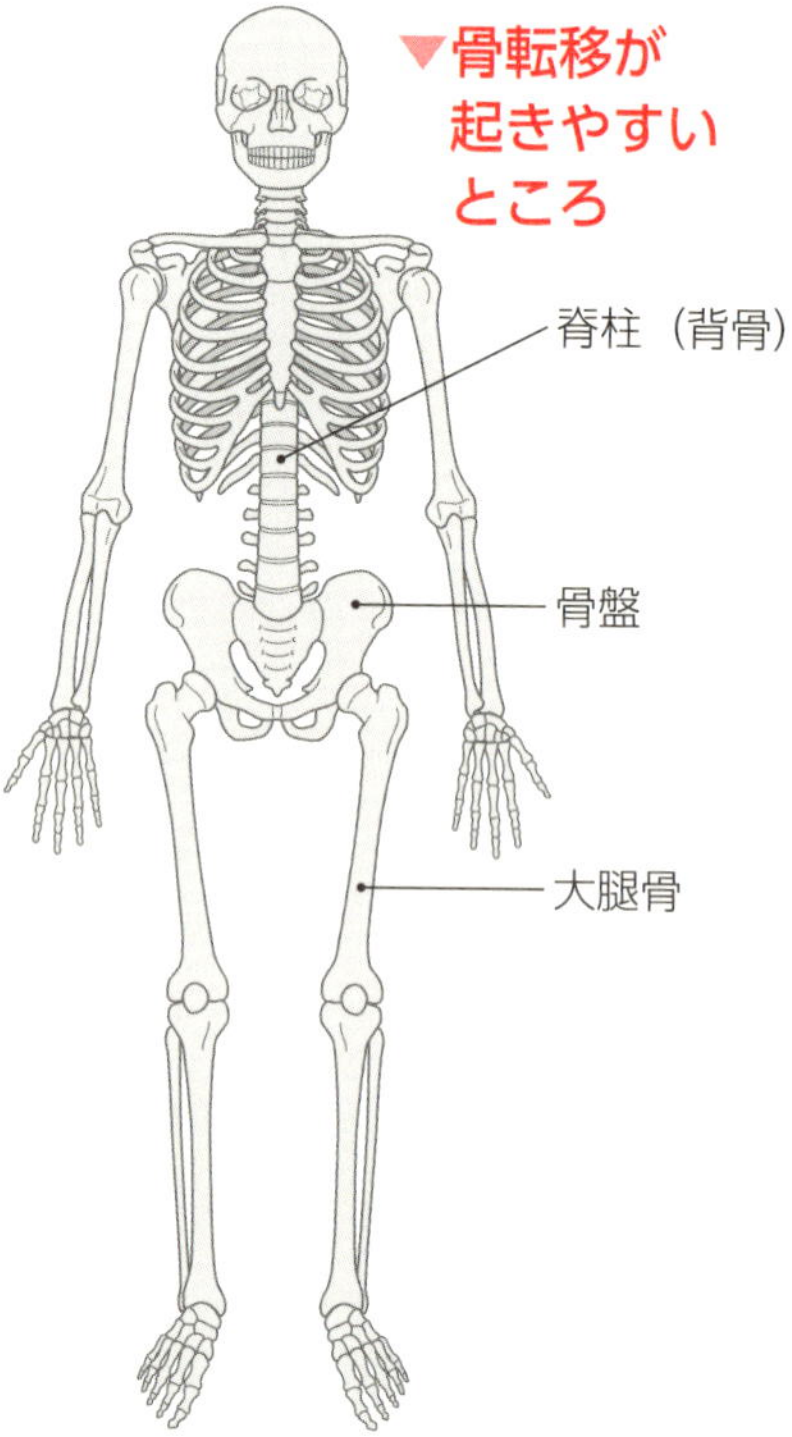

造骨が生じると、骨の表面の骨膜に張りめぐらされている細かな神経が引き伸ばされ、強い痛みが生じます。いびつになった骨は意外にもろく、骨折や圧迫骨折も起こりやすくなります。脊髄が圧迫されれば麻痺が生じることもあります。

骨転移があるとわかったら、痛みの緩和、骨折の予防を目的に治療を進めていきます。転移がんに対してはホルモン療法が基本的な治療です。ホルモン療法を中心に、必要に応じてその他の薬や、放射線療法を追加し、症状を緩和させていきます。

● 基本の治療はホルモン療法 転移がんでは、骨転移の痛みだけでなく排尿障害などの不快な症状が出てくることもあります。ホルモン療法が効いていれば、症状の緩和が期待できます。

● 骨の破壊を防ぐ薬を使う 古い骨は破骨細胞によって破壊・吸収され、骨芽《こつが》細胞によって新たな骨が形成されていきます。造骨性でも溶骨性で

▼骨の破壊を防ぐ薬

薬剤名	特徴
ゾレドロン酸（ゾメタ）	●ビスホスホネート製剤の一種。骨粗しょう症の治療に用いられる経口薬より作用が強い ●3～4週間に1回、点滴投与
デノスマブ（ランマーク）	●破骨細胞による骨吸収を抑制。効果が高い ●4週間に1回、上腕や太もも、おなかに注射する

（カッコ内は主な商品名）

も、がん細胞は破骨細胞が壊したスペースから入り込み、骨の破壊・吸収と形成のアンバランスを引き起こします。そこで、破骨細胞の働きを抑制する薬を使い、骨が壊れていくのを防ぎます。注意したいのは、いずれの薬もまれにあごの骨の炎症・破壊を引き起こすことがある点です（顎《がっ》骨《こつ》壊死《えし》）。歯ぐきの腫れや、歯のぐらつきに要注意。口内を清潔に保つことが大切です。

● **放射線照射で痛みをやわらげる**　痛みが強いところが1～2ヵ所なら、放射線の外照射が有効です。ただし、一度照射を受けたことのある部位に、再度照射はできません。

● **鎮痛薬を使う**　非ステロイド性抗炎症薬や、オピオイドと総称される医療用麻薬を使うこともあります。

● **放射性医薬品を注射することも**　骨の転移巣にとりこまれる性質をもつ放射性医薬品を注射し、骨の内側から放射線照射をおこなう治療法もあります。

▼骨転移に使用される放射性医薬品

薬剤名	特徴
塩化ラジウム 223（ゾーフィゴ）	● α線という放射線を出す。転移巣が小さくなる効果も ● 4 週間に 1 回、点滴投与
塩化ストロンチウム 89（メタストロン）	● β線という放射線を出す。痛みの緩和がはかられる ● 点滴投与。必要に応じて複数回

（カッコ内は主な商品名）

5

治療中・治療後の暮らし方

Q54 進行・再発を防ぐために心がけるべきこととは？

「こうすれば前立腺がんの進行や再発を防げる」といえるようなことは、残念ながらありません。あれもダメ、これもダメ、毎日これをしなければ――などと制約だらけの毎日が、がんの進行・再発防止につながるわけではなく、治療後の回復を早めるわけでもありません。日々の生活を送るうえで大切なのは、「どうすれば快適かつ元気に過ごせるか」という視点です。心身ともに負担の少ないストレスフリーの生活が、快適な人生への近道です。生活を楽しむ気持ちを忘れないようにしましょう。

●**無理のない範囲で生活改善**　がん以外にもさまざまな病気が忍び寄ってくる年代です。年齢相応に健康な状態を維持しているほうがよいのは当然です。無理のない範囲で健康的な生活に変えていきましょう（→Q55）。

●**どんどん出かける**　手術や放射線療法のあとは、しばらくは排泄面でのトラブルが起こりやすくなります（→Q56）。「人前で失敗したくないから出かけるのをがまんする」より、「失敗しても大丈夫な方法を考える」ほうが、いきいきと過ごせます。うつうつとした気分で閉じこもっているより、人生の充実度もアップするでしょう。

●**家族もいっしょに楽しむ**　家族のだれかががんになるということは、ほかの家族にとってもつらい経験になりがちです。しかし「これがベスト」と考えられる治療法を選択したら、それ以上、病気や治療のことばかりにとらわれているのはもったいない！　どうしたら楽しく過ごせるかを考えていきましょう。

●**再発チェックを欠かさない**　治療中も、治療が終了したあとも状態の変化を見守ることが必要です。通院・検査の指示は守るようにしましょう（→Q61）。

●**困った症状があれば適切に対処する**　前立腺がんの治療の影響で起きることの多くは、排泄の悩みや性機能障害など、デリケートな問題です。いずれも対処のしかたはありますので、医師に相談しながら改善をはかっていきましょう。

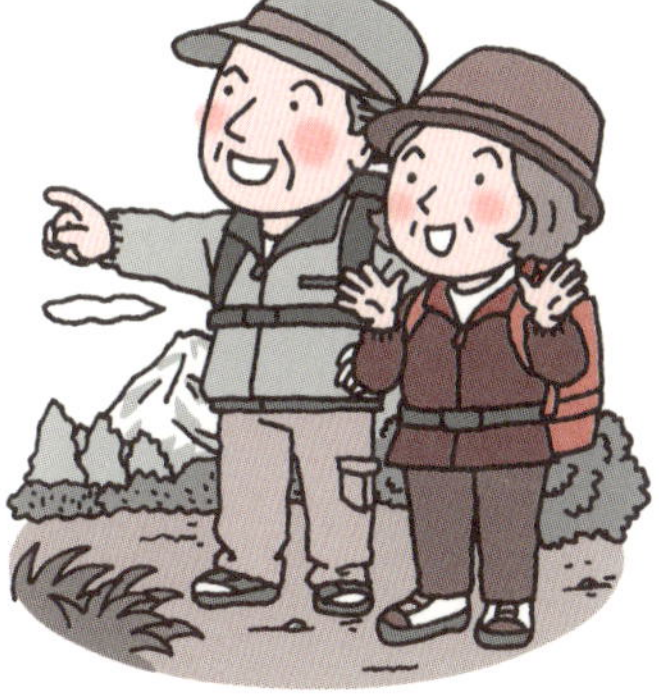

病気のことばかりにとらわれず、
人生を楽しもう

Q55 生活改善はなにを目標に、どのように進めればよいですか？

健康状態に大きくかかわるのは、食事や運動といった基本的な生活習慣です。体重の変化は、生活習慣が良好なものかどうかをはかるひとつの目安になりますので、**適正体重を目標に、できることから取り組んでみる**とよいでしょう。

●前立腺がん＋肥満で死亡率が高まる？　肥満と前立腺がんの再発率や生存期間には、とくに関連性がないとする報告もあります。一方で、前立腺がんの患者さんのうち、肥満がある人はそうでない人よりも死亡率が高いという報告や、手術後の再発率は肥満がある人のほうが高いなどという報告もみられます。

●前立腺がん以外の死亡原因も増える？　がんと診断され、治療を受けたあとの人は「がんサバイバー」と呼ばれます。前立腺がんサバイバーの多くは、心臓病や脳卒中、前立腺がん以外のがんなど、前立腺がんとは別の病気で亡くなっています。いずれも生活習慣とのかかわりの強い病気です。肥満は、好ましくない生活習慣が続いている端的な表れともいえますので、注意が必要です。

高血圧や高血糖、脂質異常症、肝障害などの有病率が最も低いBMIは22だということがわかっています。肥満度が高い人は食事量と運動量のバランスを見直してみましょう。

● **食事は魚・野菜を中心にほどほどの量を**　前立腺がんサバイバーにすすめられるのは野菜や果物が豊富で、飽和脂肪酸の少ない食事です。飽和脂肪酸は肉類や乳製品に多く含まれていますから、主菜を肉から魚にシフトする、野菜

太りすぎていないかチェック

指標とされるBMI（Body mass index）は下記の計算式で算出できます。自分のBMIをチェックしてみましょう。

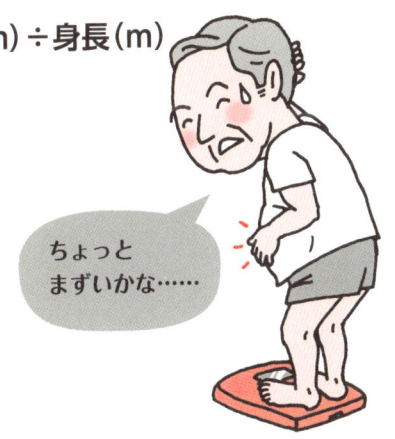

BMI＝体重(kg)÷身長(m)÷身長(m)

● 判定基準

18.5未満	やせ
18.5〜25未満	普通
25〜30未満	肥満度1
30〜35未満	肥満度2
35〜40未満	肥満度3
40〜	肥満度4

のおかずを増やすように心がけましょう。食べすぎは肥満をまねく最大の要因ですので、食事の量はほどほどに。

●規則的な運動はあらゆる意味でおすすめ　運動が前立腺がんの再発や進行予防に役立つかは、はっきりわかっていません。ただ、健康的な体重の維持、生活習慣病の予防には、規則的な運動が大いに役立ちます。ホルモン療法中の人は筋肉が減りやすいため、とくに運動の習慣をもつことがすすめられます（→Q59）。

●快便が保たれていれば上々　便通は、健康な生活が送れているかどうかをはかるバロメーターのひとつ。野菜たっぷりの食生活と適度な運動は、便通を整えるうえでも有効です。放射線療法中、頻便に悩んでいるようなら、かたい繊維質のものは避け、消化のよい温かいものをとるようにしましょう。

●手術後しばらくは飲酒は控えめに　飲酒と前立腺がんの関係は、とくに指摘されていません。しかし、治療の影響で排尿障害が現れている間は、飲酒は控えたほうが無難です。お酒には利尿作用があるうえ、アルコールの作用で外尿道括約筋が弛緩しやすくなり、排尿コントロールがますますうまくいかなくなるおそれがあります。

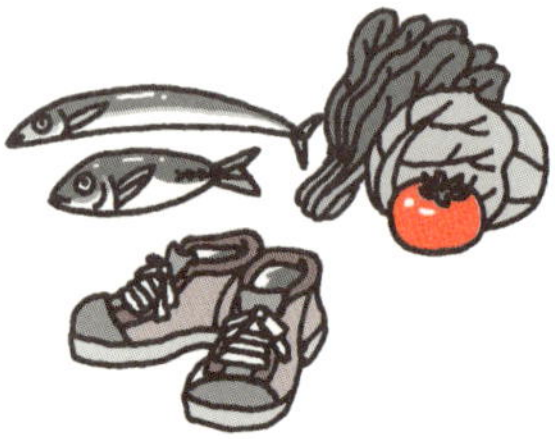

Q56 手術後、尿もれするようになりました。治りますか？

前立腺がんの手術では、蓄尿・排尿のコントロールに一役買っていた前立腺が失われます。さらに尿道括約筋の一部が損なわれたり、尿道括約筋を動かす神経が傷ついたりすることもあるため、尿失禁（尿もれ）が起こりやすくなります。

手術の影響で外尿道括約筋が麻痺した状態になっているとき、腹圧がかかって膀胱《ぼうこう》が押された勢いで尿が流れ出すと、なかなか止められません。改善してきたあとも、くしゃみなど、おなかにギュッ

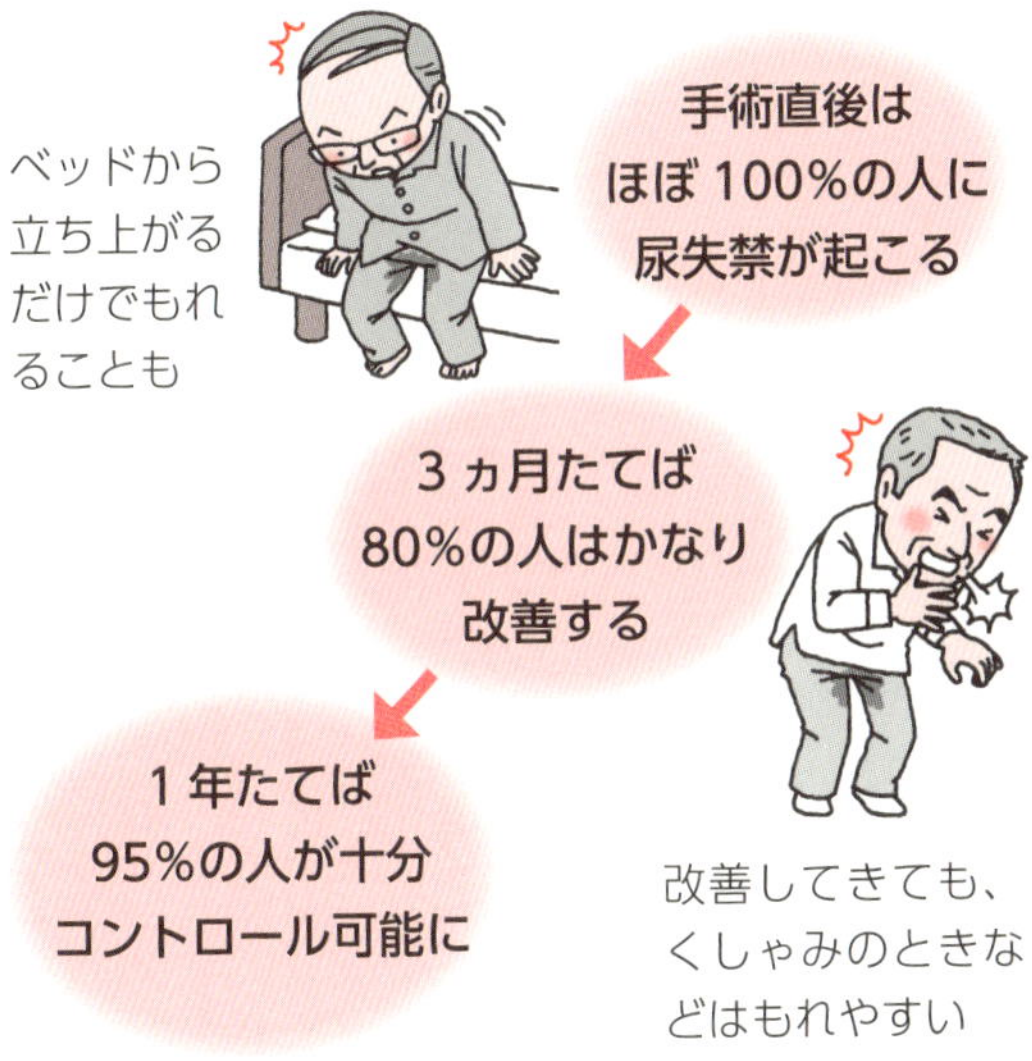
ベッドから立ち上がるだけでもれることも
手術直後はほぼ100%の人に尿失禁が起こる
3ヵ月たてば80%の人はかなり改善する
1年たてば95%の人が十分コントロール可能に
改善してきても、くしゃみのときなどはもれやすい

と力が入ると尿がもれやすくなります。

　覚悟はしていても、尿もれが続くことで心理的なダメージを受ける患者さんも少なくありません。しかし、ほとんどの場合、時間が解決してくれます。しばらくは、尿がもれて衣服を濡らすことのないように備えていきましょう。改善しにくければ治療手段もあります。生活のなかでできる尿もれを減らす工夫を試すのもよいでしょう（→Q57）。

「おむつ」や「パッド」などを利用する

　術後、尿道に入れたカテーテルを抜いたあとは、ベッドから立ち上がろうとしただけで尿失禁が起こることもあります。手術が決まったら、おむつ・尿もれ用パッドは用意しておきましょう。さまざまな尿失禁用の製品が販

▼尿失禁用の製品

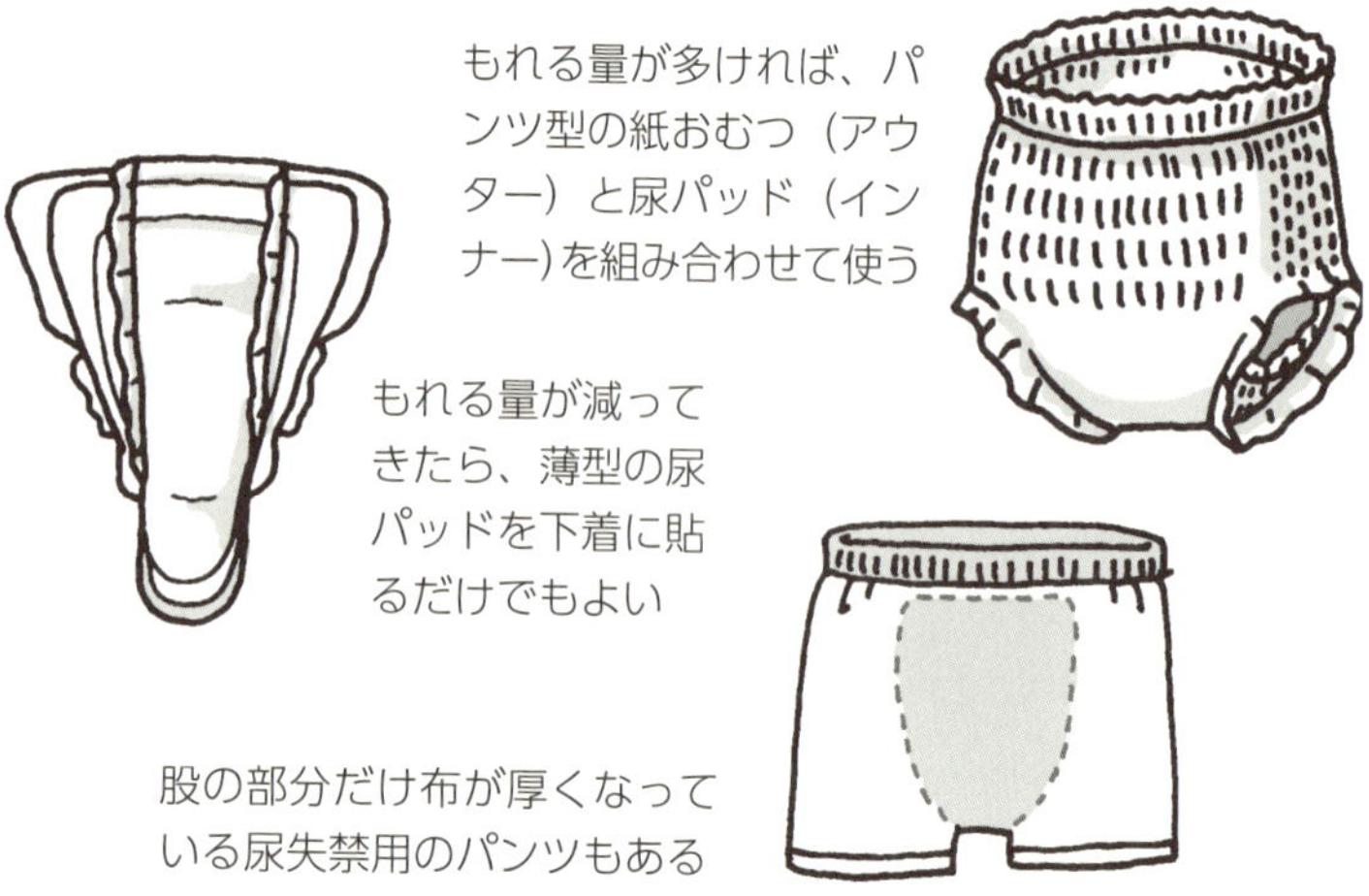
もれる量が多ければ、パンツ型の紙おむつ（アウター）と尿パッド（インナー）を組み合わせて使う
もれる量が減ってきたら、薄型の尿パッドを下着に貼るだけでもよい
股の部分だけ布が厚くなっている尿失禁用のパンツもある

売されています。改善するにしたがい、もれる回数やもれる尿の量は減っていきますので、状態に合ったものを上手に活用しましょう。

● 薬でコントロール 不快感が強ければ、薬が処方されることがあります。膀胱の筋肉を少し弛緩させ、膀胱に尿をためておきやすくする抗コリン薬、交感神経を刺激して外尿道括約筋の緊張を高め、もれ出しにくくするβ_2刺激薬などを使えば、ある程度、効果が期待できます。

● 改善しなければ手術という手段も ごくまれなものの、1～2年たってももれる量が減らない、もれる量が多いという人は、さらに治療を検討してもよいでしょう。尿道にカフ（圧迫帯）を巻き、尿がもれないようにする手術です（人工尿道括約筋を用いた尿失禁手術）。陰嚢《いんのう》に埋め込んだポンプを押すと、カフがゆるんで排尿できるしくみになっています。

▼排尿コントロールを助ける薬

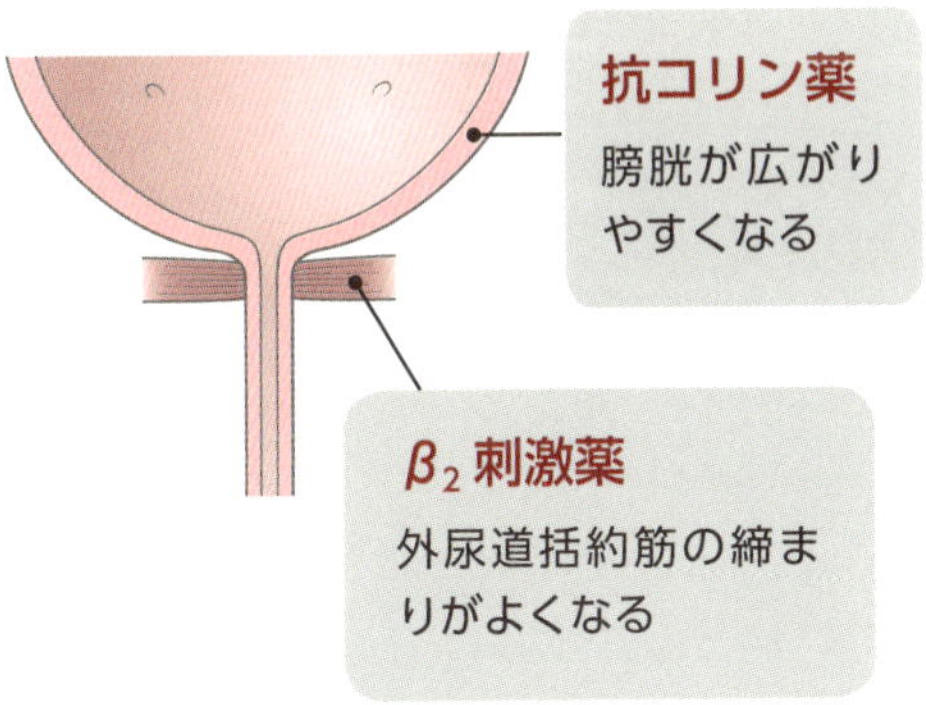
抗コリン薬
膀胱が広がりやすくなる
β2刺激薬
外尿道括約筋の締まりがよくなる

Q57 尿もれを減らすために自分でできることは？

ただ時間にまかせて回復を待つだけでなく、ちょっとした心がけが尿もれの回数の減少につながります。

●**不用意な動作を避ける**　手術後の尿もれのほとんどは、おなかに力が入り膀胱が圧迫されるときに生じる腹圧性尿失禁です。おなかに強い力が入るような動作を避けるようにすれば、尿もれの回数は減らせます。

●**しばらくは重いものは自分で持たない**　重いものを持つときには、腹筋がぐっと締まります。とくに、床から持ち上げようとするときなどは、瞬間的に強い力が入るため、尿がもれやすくなります。

●**スポーツの再開は状態が落ち着いてから**　ゴルフや

▼腹圧性尿失禁を起こしやすい動作の例

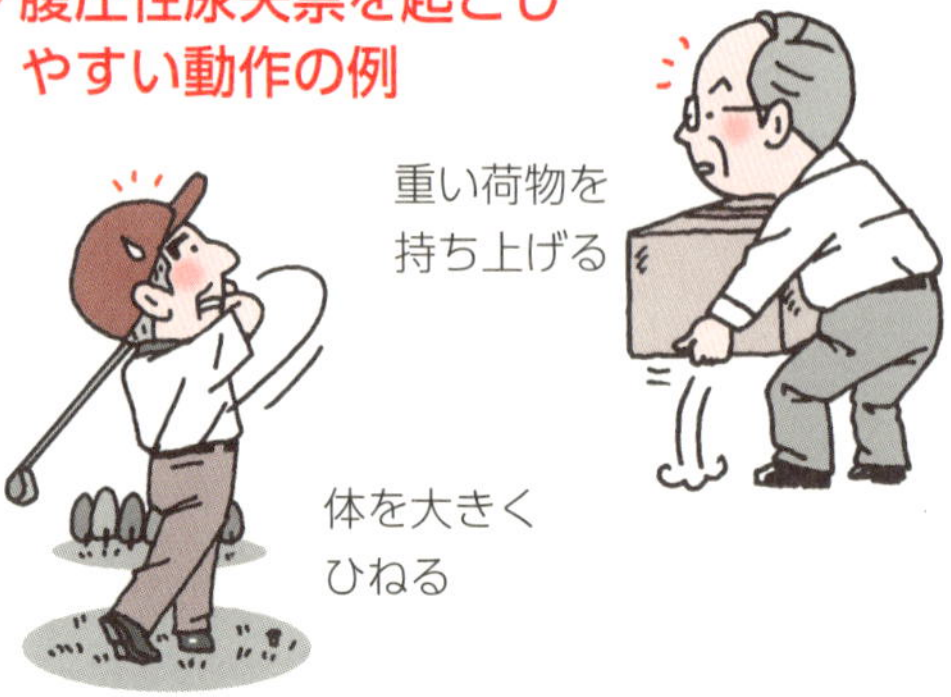

テニスなどは、瞬間的に腹筋にぐっと力が入る動作が多く、プレーの最中に尿失禁が起こりがちです。もれる量が減ってから再開したほうが、気にせずに楽しめるでしょう。状態が落ち着いてきたら、積極的に体を動かしましょう。「たまに、ちょっともれる」という程度なら、薄型の尿失禁用パッドなどで十分対応できます。

●ストッパー役の筋肉を鍛える 手術で損なわれた内尿道括約筋や前立腺の平滑筋は、尿意が起きると自分の意思とは無関係にゆるむ不随意筋ですが、外尿道括約筋は自分の意思で動かせる随意筋です。尿意があっても失禁せずにがまんできるかは、外尿道括約筋を自在にコントロールできるかどうかにかかっています。

外尿道括約筋の麻痺は徐々に回復していきますが、筋肉の回復を促す体操なども試みるとよいでしょう。

●おしりの穴をギュッとすぼめてみる 尿道のストッパー役になっている外尿道括約筋は、骨盤底筋といわれる筋肉群の一部です。骨盤底筋を意識的に動かせば、

▼筋肉の回復を促す体操

肛門を引き上げるように力を入れ、そのままの状態を5～10秒間保ったあと力を抜く。これを数回くり返す

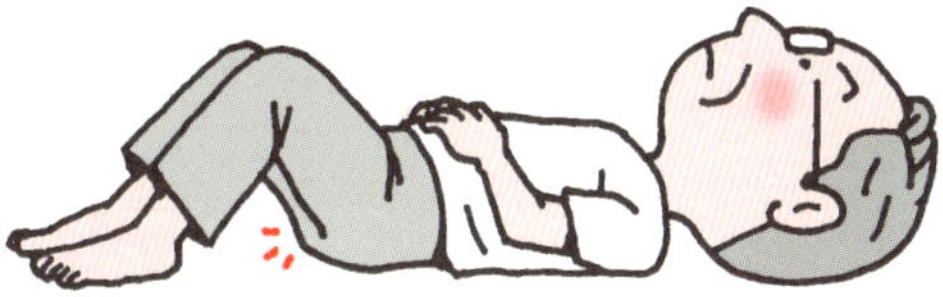

姿勢は自由。立ったまま、座ったままでもできる

外尿道括約筋も鍛えられると考えられます。肛門を引き上げる筋肉も骨盤底筋の一部です。おしりの穴をすぼめる動作で、外尿道括約筋を含む骨盤底筋全体が鍛えられます。1日に何度か、この動作をおこなうようにします。階段の上り下り、荷物の持ち上げなど、腹圧のかかりやすい生活場面で応用するのもよいでしょう。

●排尿の途中で止めてみる　排尿の際、途中で尿を止めてみましょう。外尿道括約筋を動かすトレーニングになります。初めのうちはピタッと止められなくても、徐々にコントロールできるようになっていきます。

●尿意が起きても少しがまん　失禁をおそれて早めに排尿していると、膀胱に十分尿がたまらない状態が続きます。膀胱自体が小さくなり、尿が少したまっただけで尿意を感じ、頻尿の悩みのもとになることも。尿意があってもすぐにトイレに行かないようにすることで、膀胱の容量を増やしていくのもよいでしょう。

▼生活の中で取り組もう

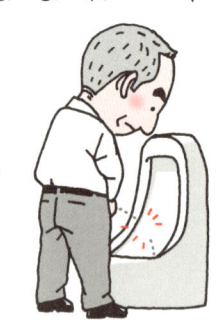

排尿を途中で止めてみる

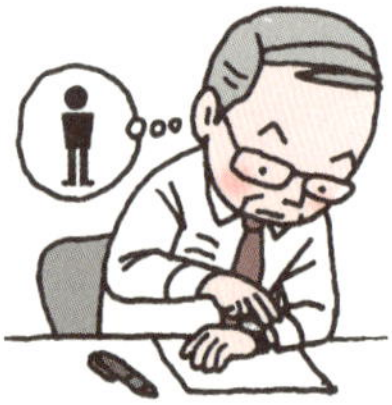

尿意を感じたら数分間がまんしてからトイレに行く

Q58 放射線療法で起こりやすいトラブルは？対処法は？

放射線療法による尿もれは少ないものの、その他の**排尿障害**や、**消化管障害による排便のトラブル**、**性機能障害**などさまざまな合併症が生じるおそれはあります。放射線療法を受けることで生じる合併症は、治療開始から間もない時期（急性期）に起きるものと、治療が終わってしばらくたった時期（晩期）に現れてくるものがあります。ひと口に排尿・排便のトラブルといっても、現れ方には少し違いがあります。

●急性期に起きやすい合併症　排尿障害で出やすい症状は、排尿するときに痛みがある（**排尿痛**）、1日に何度もトイレに行く（**頻尿**）、排尿しようとしてもなかなか尿が出ない（**排尿困難**）、突然、尿意が起きてもれそうになる（**尿意切迫感**）など。排便のトラブルは、突然、便意が生じてもれそうになる（**便意切迫感**）、1日に何度も便が出る（**頻便**）、排便時に肛門が痛くなる（**排便痛**）などといった形で現れることがあります。開始後間もない時期に現れるこのような症状は、多くの場合、3ヵ月目以降、徐々に治まっていきます。

●晩期に起きやすい合併症　放射線療法が終わったあと、半年以上、ときには1～2年ほどしてから尿に血がまじるようになることがあります。**血尿**の原因はさまざまですが、**放射線性膀胱炎**が起きている可能性があります。放射線照射の影響で**直腸炎**が生じ、**下血（肛門出血）や血便**がみられたり、急性期と同じような症状が現れたりすることもあります。多くは便秘でいきんだことなどが出血の引き金になっていますす。時間がたってから現れる合併症は長引くことが多いものの、重い症状はまれです。性機能障害が問題になる人もいます（→Q60）。

合併症の生じ方は、放射線の照射方法によって少し違いがあります。

●組織内照射に多い排尿トラブル　組織内照射療法（→Q39）、とくに永久挿入密封小線源療法では、ほかの臓器に影響を及ぼしにくいため、深刻な合併症はあまり起きません。しかし、前立腺そのものには強い放射線が当たっていますから、治療開始後間もない時期の排尿トラブルは、むしろ外照射療法より高い頻度で生じます。ただ、多くは1～2ヵ月のうちに改善していきますので、あまり心配はいりません。

●消化管症状は外照射で起きやすい　照射方法が進化しているとはいえ、外照射は内照射にくらべて周囲の臓器に影響しやすく、線量が大きくなるほど合併症が生じやすくなります。とくに治療後しばらくたってから起きてくる消化管症状は、自然には回復しにくいこともあります。困った症状があれば放置せず医師に相談しましょう。

急性期の症状の多くは一過性の症状です。時間とともに軽くなっていくと期待できます。苦痛が大きければ治療を受けながら、自然な回復を待ちましょう。

●薬物療法を試す　頻尿などの症状は、薬物療法で楽になることもあります（↓Q56）。排便のトラブルは、整腸剤などでやわらげていきます。しかし、そもそも放射線により粘膜が薄くなり、血管が露出することが出血の根本原因です。排尿・排便の際は強くいきまないようにします。とくに便秘は大敵です。便秘薬を適宜用いるほか、食物繊維や水分を十分とるなどといった生活面での工夫も重要です。

●積極的に治療する　放射線性膀胱炎、直腸炎は、薬物療法の効果が薄ければ積極的な治療を考えます。止血のための内視鏡手術では、レーザーやアルゴンガスで出血の原因となる露出した血管を焼き固めます。高圧酸素療法といって、高気圧の酸素タンクの中に1～2時間入ることを数十回くり返す方法もあります。放射線の影響で傷ついた血管の修復が促され、放射線性膀胱炎や直腸炎の改善が期待できます。

Q59

ホルモン療法を続けるときの注意点は？

がんの勢いをやわらげてくれるホルモン療法ですが、ホルモンのバランスが崩れることによる弊害もあります。とくに気をつけたいのは、骨粗しょう症と筋力の低下による骨折です。

男性ホルモンには、骨塩量《こつえん》を維持したり、筋肉を増やしたりする働きがあります。男性は女性より骨が太いうえ、高齢になっても男性ホルモンが分泌されて骨を守る働きをしているため、通常は骨粗しょう症とは比較的無縁でいられます。

しかし、ホルモン療法を長く続けることになったらそうはいきません。ホルモン療法で男性ホルモンの分泌・作用が抑制されると、骨や筋肉にも影響が及んでしまいま

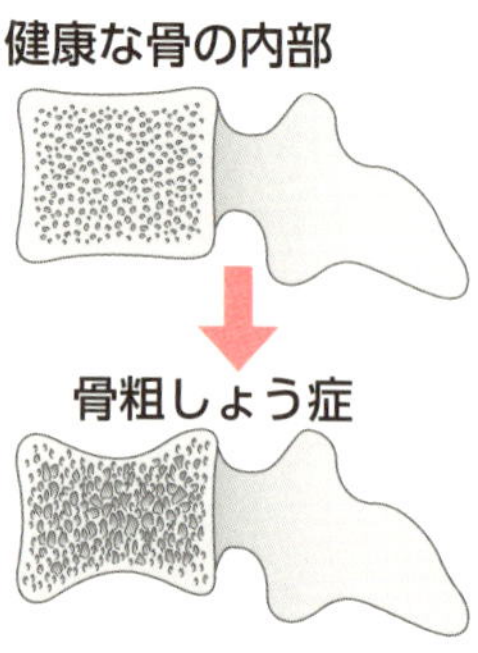

骨の内部は網目状。網目のすきまが大きくなりスカスカになるのが骨粗しょう症

す。骨密度の低下に加え、筋肉量も減っていくおそれがあります。筋力の衰えは転倒をまねきやすくなり、弱くなった骨は軽い衝撃で折れたり、つぶれたりしやすくなります。高齢の患者さんの転倒・骨折は寝たきりの原因になってしまうこともあります。

ホルモン療法をメインの治療法とする場合には、治療期間は長くなります。十分な対策をとりましょう。

●**体を動かして筋肉の減少を防ぐ**　筋肉は使わなければどんどん減ってしまいます。体操やウォーキングなど、無理のない運動習慣をつけるとよいでしょう。椅子に座っておこなう「片足上げ」の体操は、太ももやおなかの筋肉の強化につながります。

●**カルシウムは食事からしっかりとる**　骨をつくる材料になるカルシウムは不足させないことが必要です。ただし、サプリメントを利用してむやみに摂取量を増やしても、すべて骨の材料に使われるとは

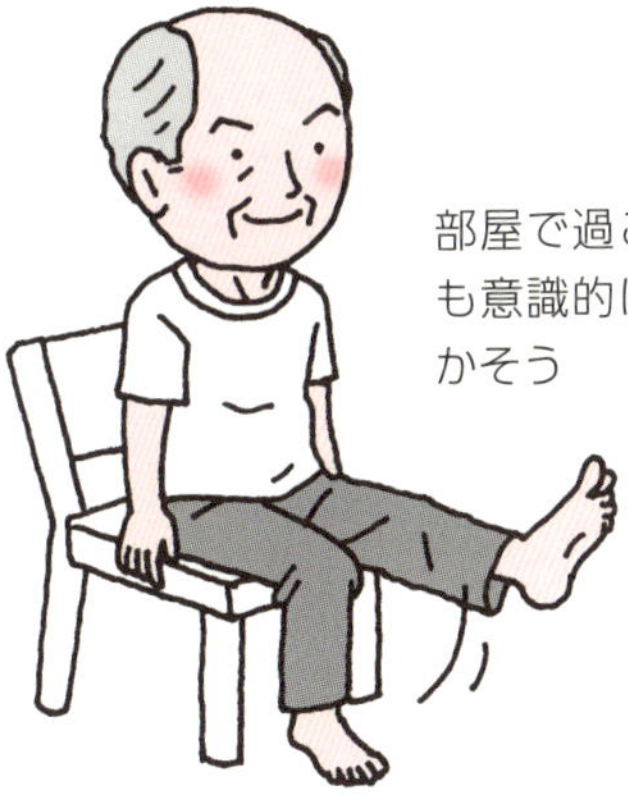

部屋で過ごすときも意識的に体を動かそう

かぎらず、むしろとりすぎの弊害も指摘されています。「食事で十分にとること」を心がけましょう。

カルシウムを多く含む乳製品は、低脂肪牛乳やヨーグルトを活用するとよいでしょう。小魚や大豆製品、小松菜などもカルシウム豊富な食品です。

骨密度が低下していたら薬物療法を始める　ホルモン療法を始める前や、治療中も1～2年に1回は骨密度を測定し、骨の状態を把握しておくことがすすめられます。

骨密度の低下が目立つようなら薬物療法が検討されます。カルシウムが骨に沈着するのを助けるビタミンD剤や、骨を溶かす破骨細胞の働きを抑えるビスホスホネート製剤やデノスマブが使用されます（→Q53）。

しっかり口内ケア　ビスホスホネート製剤やデノスマブの使用で、まれに顎骨壊死《がっこつえし》（あごの骨の炎症・破壊）が生じます。口内細菌の関与が指摘されていますので、口の中は清潔に保ちましょう。歯の表面だけでなく、歯と歯の間や歯と歯肉の境目、歯肉と頬の粘膜の間や舌なども清潔にしておきましょう。

また、歯科治療を受ける際には、必ず薬を使っていることを告げるようにしてください。

Q60 性機能を回復させる方法は？

性機能が低下したからといってすべての人に治療が必要なわけではありませんが、「回復させたい」という気持ちがあるのなら、早めの取り組みが重要です。

●回復させたければ、早めに試す　陰茎の内側にある海綿体に血液が流れ込むことで勃起が生じます。勃起しない状態が続くと海綿体の線維化が生じて回復しにくくなるため、体の状態が落ち着いたら、なるべく早めに性行為を試みましょう。いつ頃から試してよいかは体の回復ぐあいにもよります。率直に医師に尋ねてみてください。

●問題があれば医師に相談　試した結果、勃起障害（ＥＤ）があるようなら医師に相談を。勃起の程度を客観的に知る評価表（ＩＩＥＦ）もあります。

放射線療法や、神経を残して手術を受けたのに起こる勃起障害は、ＥＤ治療薬の使用で改善が期待できます。ただし、保険適用が認められるのは、不妊治療として治療薬を使用するなどといった場合に限られています。基本的には全額自己負担の自由診療となります。

ＥＤ治療薬を入手する際は、必ず医師の処方を受けましょう。インターネットで販売されているＥＤ治療薬は「本物」とはかぎりません。海外では偽物の薬を使って亡くなった人もいると報告されています。

なお、ＥＤ治療薬には勃起を維持する働きがあるだけで、服用すれば自動的に勃起が起こるものではありません。勃起にかかわる神経が残っていない場合は、服用しても効果は期待できません。そうした場合には、陰茎のプロスタグランジン局所自己注射といった方法や、陰茎プロステーシスという専用の器具を埋め込む方法もありますので、医師に相談してみましょう。

▼主な ED 治療薬

（日本で承認されているもの）

薬剤名	主な商品名	特徴	注意点
シルデナフィルクエン酸	バイアグラ	持続時間は 4 時間ほど。性交の 1 ～ 3 時間前に服用する	狭心症の発作止めとの併用は禁忌。血圧が下がりすぎるため、非常に危険
バルデナフィル塩酸塩	バルデナフィル（先発品レビトラの後発品）	効果出現が比較的早く作用も強い。持続時間は 4 時間程度	
タダラフィル	シアリス	持続時間が非常に長い。36 時間ほど効果がある	

国際勃起機能スコア（IIEF）

勃起してそれを維持する自信はどの程度ありましたか

非常に低い【1点】／低い【2点】／中くらい【3点】／高い【4点】／非常に高い【5点】

性的刺激によって勃起したとき、どれくらいの頻度で挿入可能な硬さになりましたか

ほとんど、またはまったくならなかった【1点】／たまになった【2点】／ときどきなった【3点】／しばしばなった【4点】／ほぼいつも、またはいつもなった【5点】

性交の際、挿入後にどれくらいの頻度で勃起を維持できましたか

ほとんど、またはまったく維持できなかった【1点】／たまに維持できた【2点】／ときどき維持できた【3点】／しばしば維持できた【4点】／ほぼいつも、またはいつも維持できた【5点】

性交の際、性交を終了するまで勃起を維持するのはどれくらい困難でしたか

きわめて困難だった【1点】／とても困難だった【2点】／困難だった【3点】／やや困難だった【4点】／困難でなかった【5点】

性交を試みたとき、どれくらいの頻度で性交に満足できましたか

ほとんど、またはまったく満足できなかった【1点】／たまに満足できた【2点】／ときどき満足できた【3点】／しばしば満足できた【4点】／ほぼいつも、またはいつも満足できた【5点】

たまに：半分よりかなり低い頻度　ときどき：ほぼ半分の頻度
しばしば：半分よりかなり高い頻度

合計点数による判定のめやす

22点～25点…正常／17点～21点…軽度のED／12点～16点…軽度～中等度のED／8点～11点…中等度のED／5点～7点…重度のED

（日本性機能学会「ED 診療ガイドライン」による）

Q61

治療後の通院はいつまで続けますか？

監視療法やホルモン療法を続けている場合、治療のための通院が必要なのはもちろんですが、手術や放射線療法を受けてひとまず治療は終了したという場合でも、しばらくは定期的な通院が必要です。第一に**再発を早く見つけるため**ですが、治療後に起きやすいさまざまな問題を、医師に直接相談するよい機会にもなります。

治療後の定期検診は、通常、数年間続けますが、何事もなければ徐々に間隔をあけていきます。いつまで続けるかは医師と相談して決めましょう。高齢の患者さんも多いので、ほかの原因で通院が難しくなることもあります。

▼PSA 検査を受ける頻度のめやす

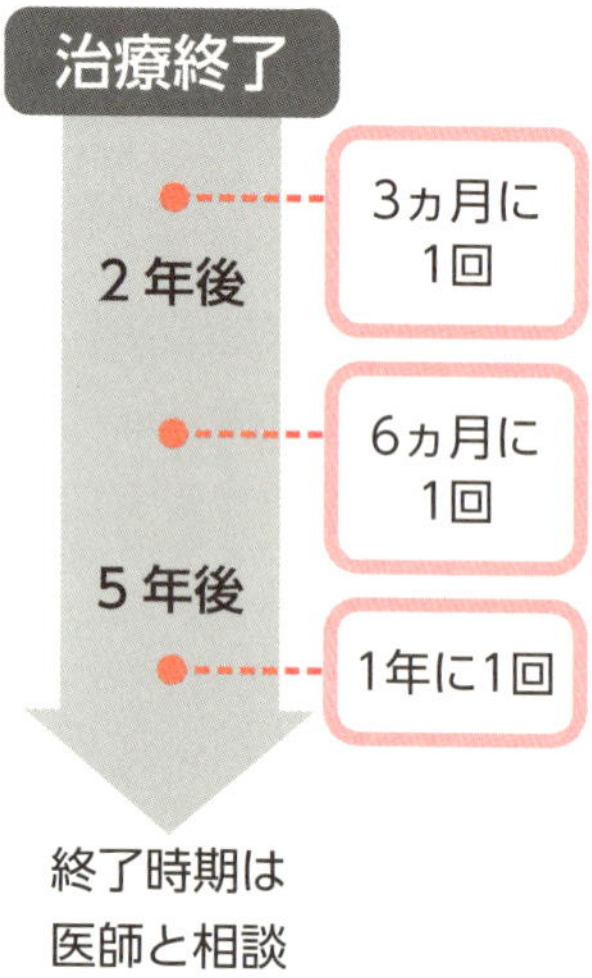

PSA値で再発の有無をチェック　手術や放射線療法で完治したか、治療後すぐには判断できません。がん細胞は、治療によってすべて消滅したように見えても、体内のどこかに潜んでいて再び増殖を始めるおそれもあります。前立腺がんも、再発の危険性はゼロとはいえません。前立腺の組織だけがもつPSAは、再発を見つける際にも重要な手がかりになります。前立腺がんが再発するとPSA値の上昇がみられます（PSA再発→Q62）。定期的にPSA検査を受け、変化を見守っていきます。

困った症状の相談　排泄に関する悩みや、性機能障害を治療したいなどという希望があれば、通院の機会を利用して相談してみるとよいでしょう。

もちろん、新たに気になる症状が現れてきたなどということがあれば、通院の機会を待つ必要はありません。腰痛、足のしびれなどは骨《こつ》転移の症状として起きることもあります。不安があれば早めの受診を心がけましょう。

再発の判定基準（PSA 再発）

前立腺全摘除術後	2～4週間あけて測定した値が連続して0.2 ng/mL以上の場合
放射線療法後	治療後の最低数値＋2.0 ng/mL以上の場合

Q62

ＰＳＡ値が高くなってきました。再発ですか？　治療法は？

手術後のＰＳＡ値はほぼゼロに、前立腺そのものは残っている放射線療法でも、治療前にくらべＰＳＡ値は格段に下がります。そのため手術や放射線療法を受けたあとのＰＳＡの基準値は、治療前にくらべて低く設定されています（→Q61）。

治療後、低値となっていたＰＳＡ値が上昇し、一定基準以上になった場合には「再発」ととらえられます。ただ、再発にもいろいろな段階があります。

●**画像ではわからないＰＳＡ再発**　画像検査で確認できる病巣はなく、ＰＳＡ値の変化のみの段階。生化学的再発ともいわれます。

●**画像でわかるようになる臨床的再発**　がんがある程度の大きさになり、画像検査で確認できるようになった状態をいいます。

ＰＳＡ再発の段階で早めに次の治療に進むことが有効な場合もありますが、必ず臨床的再発に移行するとはかぎりません。当面は経過を見守るというのも選択肢のひとつです。再発によって骨への転移などが起きていれば、ホルモン療法を基本に治療を進めます（↓Q53）。それぞれの状態に合わせて適切な対処法を考えていきます。

●手術後の再発 ＰＳＡ再発の場合、前立腺周囲に残っていたがんがその場で増えてきた局所再発なのか、離れた部位で増え始めた転移なのか、はっきりわかりません。前立腺があったところへの放射線照射が有効な場合もありますが、ＰＳＡが増えるスピードが速いなど、転移の疑いが濃厚ならホルモン療法、あるいはその両方の開始を検討します。

●放射線療法後の再発 ＰＳＡ再発後は、主にホルモン療法がおこなわれます。もともと低リスクのがんだった場合、しばらくは経過観察でよいこともあります。残っている前立腺にがんが再発した局所再発に対し、原則として再度の放射線照射はできませんが、患者さんの状態によっては、手術やフォーカルセラピー（↓Q45）がおこなわれることもあります。

●ホルモン療法中の再燃 初めからホルモン療法を選択した場合、ＰＳＡが完全にゼロになることはまずありません。治療を続けている間にＰＳＡ値が再上昇してきた場合は、再発ではなく「再燃」といいます。使用する薬を変更するなどといった対応がとられます（↓Q49）。

参考文献

日本泌尿器科学会編『前立腺癌診療ガイドライン 2023 年版』（メディカルレビュー社）
日本泌尿器科学会／日本病理学会／日本医学放射線学会編『泌尿器科・病理・放射線科　前立腺癌取扱い規約 第 5 版』（メディカルレビュー社）
頴川晋著『前立腺がんは怖くない　最先端治療の現場から』（小学館新書）

● 編集協力　オフィス 201　柳井亜紀
● カバーデザイン　村沢尚美（NAOMI DESIGN AGENCY）
● 本文デザイン　南雲デザイン
● 本文イラスト　秋田綾子　千田和幸

監修者プロフィール
頴川　晋（えがわ・しん）
1957年東京都生まれ。1981年、岩手医科大学医学部卒業、北里大学病院泌尿器科入局。1988年、米国・ベイラー医科大学留学、帰国後北里大学助教授、米国・メモリアルスローンケタリング癌センター客員教授などを経て、2004年、東京慈恵会医科大学泌尿器科主任教授兼診療部長、2022年より悪性腫瘍リキッドバイオプシー応用探索講座教授。日本泌尿器科学会理事、国際泌尿器科学会日本支部長などを歴任。2025年9月、アジア泌尿器科学会事務総長就任予定。一般向けの著書、監修書に『前立腺がんは怖くない　最先端治療の現場から』（小学館新書）、『前立腺がん　自分の生活に合った治療を選ぶ』（別冊 NHK きょうの健康）などがある。

健康ライブラリー
名医《めいい》が答《こた》える！　前立腺《ぜんりつせん》がん　治療大全《ちりょうたいぜん》

2025年3月18日　第1刷発行

監　修　頴川　晋（えがわ・しん）
発行者　篠木和久
発行所　株式会社講談社
〒112-8001　東京都文京区音羽二丁目12-21
電話　編集　03-5395-3560
販売　03-5395-5817
業務　03-5395-3615

KODANSHA

印刷所　株式会社KPSプロダクツ
製本所　株式会社国宝社

ISBN978-4-06-538866-2
N.D.C.493 158p 19cm

【講談社　健康ライブラリー】

名医が答える！
不眠　睡眠障害
治療大全

井上雄一　監修
東京医科大学睡眠学講座教授
医療法人社団絹和会　睡眠総合
ケアクリニック代々木理事長

夜中に何度も目が覚める！　ぐっすり眠りたい！
睡眠障害の治療法や睡眠の悩みを解消する生活習慣など、名医が疑問に答える決定版！

ISBN978-4-06-532006-8

名医が答える！
うつ病　治療大全

野村総一郎　監修
日本うつ病センター
副理事長

職場復帰できる？　家族ができることは？　うつ病の本質や対策、薬物療法や認知行動療法などの治療法を徹底解説。名医が疑問に答える決定版！

ISBN978-4-06-527944-1

名医が答える！
嚥下障害　治療大全

藤島一郎　監修
浜松市リハビリテーション病院
特別顧問

むせやすい人は要注意！　嚥下障害は誤嚥のもと。なぜなる？　治せる？　誤嚥性肺炎とは？　嚥下食とは？　食べる力を取り戻すためのQ&Aガイド。

ISBN978-4-06-535360-8

名医が答える！
大腸がん　治療大全

高橋慶一　監修
東京都立大久保病院
副院長

ポリープはがんになる？　肛門は残せる？　最新治療を徹底解説。トイレの変化や人工肛門のケア、退院後の過ごし方まで、名医が疑問に答える決定版！

ISBN978-4-06-530386-3

名医が答える！
緑内障　加齢黄斑変性
治療大全

大鹿哲郎　監修
筑波大学医学医療系眼科
教授

日常生活に重要な「見ること」。目を守り、快適な生活を続けるためのセルフチェックから、薬物療法、レーザー治療まで、名医が疑問に答える決定版！

ISBN978-4-06-532004-4